U0111703

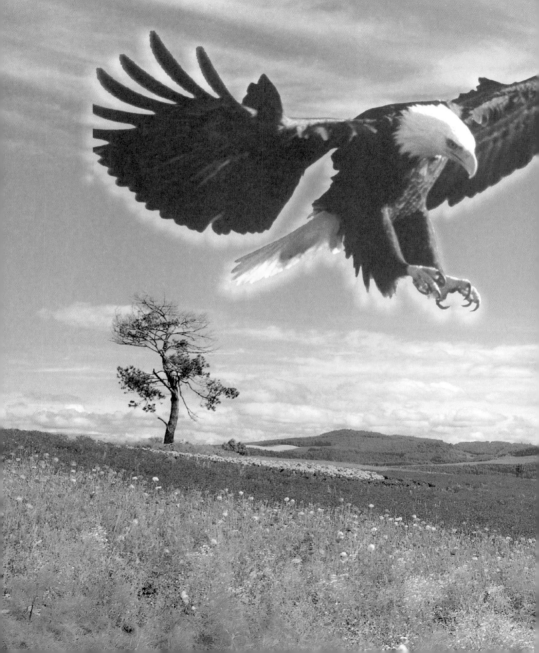

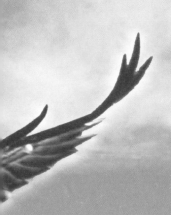

大展好書　好書大展
品嘗好書　冠群可期

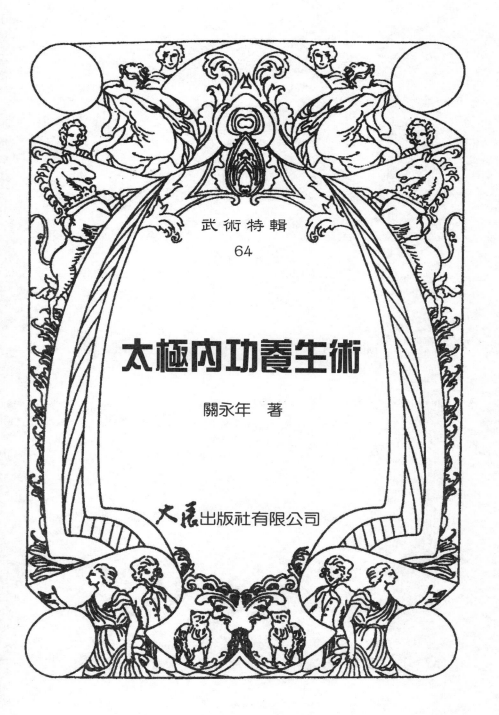

武術特輯

64

太極內功養生術

關永年　著

大展出版社有限公司

題贈关永孚先生

弘扬形意哲学
推进全民健身

徐才

九七年九月

徐才先生題詞

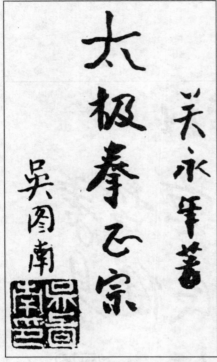

太极拳正宗 关永年著 吴图南

吴圖南大師題詞

自强不息 積健為雄 永年闞氏太極拳 古稀子流沙

陳流沙先生題詞

寶鳳山先生題詞

武术家关永年先生
练武数十载，其功力
深厚，技法正宗，今立
书丁为传播国粹。

寶鳳山 二〇〇三年
肖

愛新覺羅·溥傑題詞

永年創太極內功拳術

太極棒氣功

太極棒尺氣功

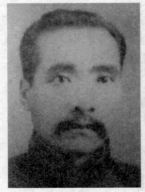
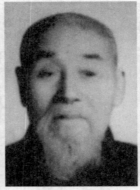
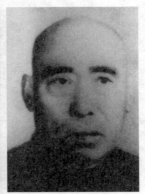

李星階大師像　　　　趙中道大師像　　　　李敦素大師像

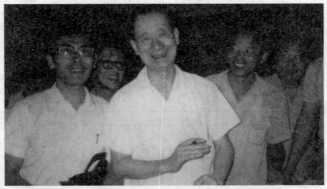

原國防科工委張震寰主任
與作者合影

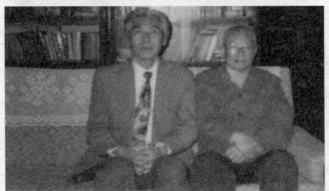

中國武術研究院第一任院長
徐才先生與作者合影

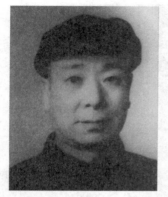

六合心意拳及子路太極名家胡耀貞

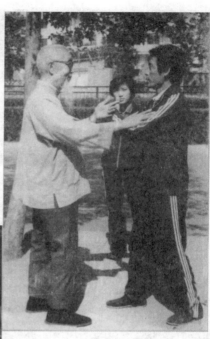

吳圖南大師授拳

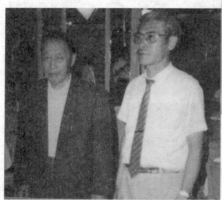

台灣楊式太極拳傳人王延年先生與作者合影

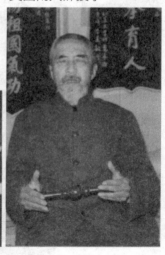

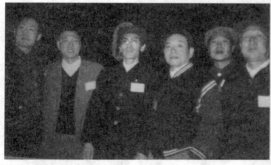

與當代武術名家合影　　　　作者之父在練太極尺閉目養神功

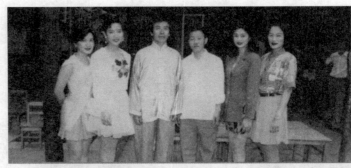

92香港小姐與作者合影

北大教拳

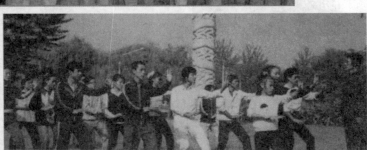

作者在中醫經絡學說專
家祝總驤教授所辦的
「三、一、二」經絡班
上教授太極拳

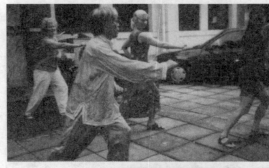

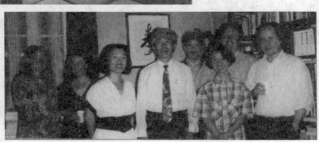

與德國弟子合影

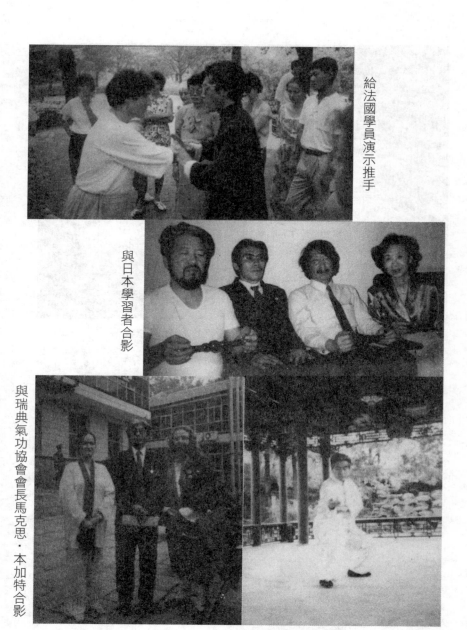

給法國學員演示推手

與日本學習者合影

與瑞典氣功協會會長馬克思‧本加特合影

應電視台之約攝製於恭王府拳照

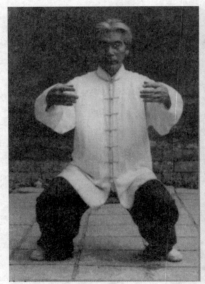

椿功

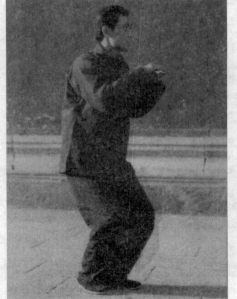

太極拳拳照

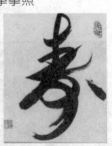

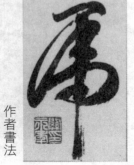

虎抱頭

作者書法

序 一

我與關永年先生相識於 1994 年初，在此前曾閱讀過 1984 年人民體育出版社出版的由他撰寫的《太極棒氣功》一書，因此，可以說對關先生已經有所了解。在與其相識後交往的 9 年多時間裡，時常聽他談論武林軼事、向他請教太極拳術，獲益匪淺。經過與關先生長時間的接觸，我對他的家世、習武經歷有了較為詳細的了解。我認為，他之所以能夠在武學上成為不多見的「明」師，是因為他對武術長期的迷戀及愛好。

（一）

關永年，滿族瓜爾佳氏，1937 年出生於北京地安門附近沙井胡同一座大宅門內。其曾祖父奎俊在清朝末年曾任吏部尚書、內務府大臣等職（見《滿族大詞典》）。其四姑嫁與愛新覺羅・溥倫。

因為家大業大，為防匪防盜，當時關家出高薪延請武術名家保家護院。由於同武術界有所接觸，關永年的父親和叔父從小好武。1928 年，在老中醫高季培的介紹下，關永年的祖父與當時在天津中華武士會的河北定興「李氏三傑」中排行第二的李文亭（字星階）相識並結為好友，並將李星階

延請至家，教授關永年的父親、叔父「六合心意拳術」。

　　李星階曾拜在形意門著名武師單刀李存義先生門下習武，與一代宗師孫祿堂先生關係甚密。孫將其所創孫式開合太極拳傳與李，因此，關永年的父輩既學到了李星階所傳形意門功夫，又學得了孫祿堂所創之開合太極拳。

　　另外，李星階還把形意門中極少為人所知的八字功傳授給了關永年之父。在父輩的薰陶下，關永年從小就對武術產生了濃厚的興趣，至青年時代便學會了形意拳及孫式太極拳。據他說，少年時還曾在北海隨孫祿堂之子孫存周學習過孫式太極拳。之後經李師伯介紹，在西城有幸目睹了孫祿堂之子孫存周練孫式拳，對其閃展騰挪、一片神行的氣勢至今記憶猶新。

（二）

　　在關家延請的武術名家中，有一人對關永年的學武歷程影響至深，他就是趙中道先生。

　　據關永年介紹，趙中道係滿族，名宗藩，號中道，字憲章，世居東北新民縣，生於 1843 年，卒於 1962 年，享年119 歲。清初，趙中道的先祖被封為正紅旗，賜姓依爾恩覺羅氏。這個家族以武功馳名關外。1901 年，趙中道在東北保衛地方，遇匪徒常空手以太極內功對敵，凡是對方覺得似挨非挨之際，已被騰空拋出，落到數十步遠處，而對方只覺得身似雪花飄飛，並不感到疼痛。關永年講，這是內勁與把人發到遠處的意念相合時的情形。若欲致對方以內傷，則用鬆中內三合的「抖彈」勁，這種勁勢如放電，穿透力極強。關永年稱，他曾親見趙中道與人交手，趙雙手只是輕彈對方

胸部，對方已被擊倒在地，動彈不得。另外，長期練武使趙中道身輕體健，有「趙飛腿」之稱。關永年親見趙中道百歲後腳一點地便上到人力車上，絲毫沒有龍鍾之態。

趙中道出生之際，正是鴉片戰爭後，中國深受帝國主義壓迫的時候。中國人被洋人稱為「東亞病夫」。趙中道生長在這種時代，於是慨然以國強先須強身的志向，立志深研太極內功健身術。趙中道曾從北京西城王永福先生處學得太極尺氣功，經過認真整理、總結，認為這是一種強身健體的好功法。於是從 20 世紀 20 年代起，趙中道便積極提倡、推廣此功法，將其定名為太極柔術，並終生從事該功法的傳授工作。

1953 年，趙中道老先生在北京創立「太極柔術健身社」，公開傳授這一功法。太極柔術健身社開辦之初，關永年便幫助籌備，並隨趙中道學習太極柔術。1954 年，關永年正式拜趙中道為師，幫助趙中道推廣和傳授功法，因此得到趙中道不少口授心傳，學得了正宗的太極內功。

趙中道臨終前，又將許多手稿和資料傳授給關永年。關永年根據這些資料，創編了不少太極棒氣功的功法口訣，並於 1984 年整理出版《太極棒氣功》一書，對該功法的推廣起到了積極作用。

（三）

如果説師從趙中道使關永年打下了內功根基，那麼，結識胡耀貞先生後，不但使關永年的內功得到了提高，而且其拳術和技擊理論，更是影響了關永年的一生。

與胡耀貞的結識頗具戲劇性。

20世紀50年代末的一天，趙中道將關永年叫到身邊說，一位叫胡耀貞的先生來過並給他留下5元錢。趙中道認為，胡耀貞身負內家武功，關永年可師事於他，向他學習武術。

　　據關永年講，胡耀貞是山西人，早年曾是閻錫山的專職醫生，解放後在北京從事醫務工作，享受高幹待遇。胡耀貞號稱武、醫、道三絕，其師是一位道士。胡耀貞對中國傳統氣功研究頗深，並對其進行過系統整理和傳授，他的一些氣功理論，對中國武術界和中醫界有著長期的影響。

　　關永年獲悉胡耀貞住處的地址後，便馬上前去拜訪，並提出隨胡耀貞習武。從此，關永年成了胡家的常客。胡耀貞將先天氣功及無手拳傾囊相授。

　　關永年常說，他非常感激胡耀貞，胡耀貞的指點，使他少走了不少彎路。在認識胡耀貞之前，他曾提著蒲包，幾乎拜訪過當時在北京開武館的所有拳師，但是，這些人給他的感覺，大多是套路而已，少有真功夫者。而向胡耀貞學拳，學到的卻是真功夫。比如，胡耀貞在教他時極為強調形意拳的椿功——丹田守洞三體式，曾說形意拳所有的招式都在一個三體式中，並將三體式在技擊中的運用詳加講解。

　　據關永年講，他曾與一位家住什刹海附近、練硬氣功的王姓武師交手，用胡耀貞教他的三體式，只一招，便將其端到床上。從此，關永年對胡耀貞更加信服。而胡耀貞提出的練武首先要以內功為根基，具有內功後，一切招式皆隨手而出，即捨其形留其神的理論，到現在關永年仍時常提起，並說這是他創太極內功養生拳的基礎。

　　「文革」期間，胡耀貞被迫害致死，每念及此，關永年

仍然傷感不已。

（四）

20 世紀 70 年代，關永年對武術的痴迷仍然不減，尤其鍾情於太極拳。

師從趙中道，關永年便接觸了太極內功，對太極拳的以柔克剛之術心儀已久。後來，胡耀貞曾教過他太極推手，使他對太極拳更產生了濃厚興趣。隨後，他先後拜訪過楊式太極名家崔毅士，吳式太極名家吳圖南、張繼之、楊禹廷等人，並得到這些名家的指點。同時，他經常與馬有清、劉敬儒、陳照奎、馮志強等同輩拳家接觸，共同研習推手；還經常到其他門派拳師練拳的地點用心觀看。這為他創出自己的太極內功養生拳積累了寶貴的經驗。

從 20 世紀 70 年代起，關永年便產生了創一套自己的太極拳的想法，為此，他在工作之餘，全身心地投入到創拳之中。不管是在走路、吃飯，甚至在睡夢中，他心中所想的都是太極拳的架式，真是做到了拳不離手。

他常提起，他特別感謝吳圖南先生。當得知吳圖南每天在北京天文館附近練拳，便不顧路途較遠，找到吳圖南的練拳處，看到吳圖南練完拳，便在老先生必經之處練起太極拳。吳圖南看他練了一會兒，便道，你練的是孫式太極拳！老先生的一句話，使關永年和他熟識起來。後來，便成了吳圖南家非「撐」不走的常客。吳圖南將太極拳的各種勁法詳細講解給他，並向他傳授了吳式太極快拳的要領。關永年所創太極內功養生拳演練速度非常快，據他講，這是得益於吳圖南傳授的太極快拳。

功夫不負有心人。經過十餘年的潛心鑽研，關永年終於創出了太極內功養生拳。該拳集各式太極拳、形意拳、八卦掌之長，並著重於懂勁的功夫。1986年，湖北科技出版社和南粵出版社聯合出版了該拳的書稿，書名為《關永年太極內功養生拳專輯》。吳圖南先生出於對晚輩的鼓勵，欣然為該書題詞「太極拳正宗」。

（五）

　　目前，年近66歲的關永年絲毫不顯老態，走路、上樓連一般的年輕人都跟不上。他長期致力於太極拳的推廣，其教授太極拳的方法可謂獨闢蹊徑。他對多年的教拳經驗進行總結，發明了「扶功引勁」教授法。

　　「扶功引勁」就是不管學拳者原先學的是哪家太極拳，只要是有毛病的地方，關永年會親自為其從內勁上引領，進而調正其姿勢，被調者便會感到身體異常輕鬆。但是，這種看似簡單的「扶功引勁」沒有幾十年的經驗積累，是不可能辦到的。

　　關永年講，胡耀貞教他練無手拳，是以內功為根基。胡耀貞當年與他推手時，常持芭蕉扇搭在他臂上。現在他自己給人講拳時，也常是盤膝坐於床上，但上身的各種動作、各種勁力卻都能表現出來，這是一般拳師無法達到的。他從趙中道和胡耀貞的傳授中，悟出了「扶功引勁」這種教學方法。他認為，練太極拳時身體某個部位不舒服，是該部位內氣不通所致，不僅違背了先天原理，也不符合《太極拳論》。因此，練太極務必由內及外。

　　另外，10年之前，關永年開始學習書法，一方面修養

心性，另一方面從書法中悟拳法。他認為，書法行書運筆時的要求（鬆靜自然）及勁力的變換（提、按、頓、挫），與太極拳暗合，練書法實際上是在練拳。

因原先所創太極內功養生拳動作過多（248 式），近年來關永年先是將其精煉到 60 式，後又縮減至 13 式。動作雖減，但更加精煉，更適於推廣。

現在，關永年正在努力多教學生，他說，他要將自己從老前輩那裡學到的真功夫留給後人，讓中華武術為廣大人民群眾的健康造福。

支衛東

序 二

　　欣然獲悉武術家關永年先生即將出版《太極內功養生術》，非常高興。我認識關先生已多年，他的武術技藝、人品、快人快語都給我留下了深刻印象。

　　關先生出身形意拳武術世家，其父關寶純老先生是形意拳大師李星階的弟子。關永年自小學習形意諸拳，十五年前自創「太極內功養生術」，已出版四部武術著作。擔任北京大學武術協會教師，目前已培訓弟子數千人，其中不乏外國友人，為中華武術傳播事業作出了貢獻。希望他繼續為中華民族這一塊寶增光添彩。

　　賦詩一首，以示敬意：

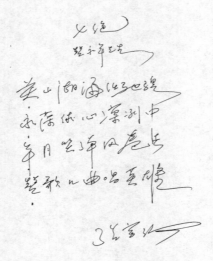

目　錄

太極內功養生術篇

太極棒、尺氣功篇

形意拳術篇

太極內功養生術篇

第 **1** 章

太極內功養生術概述

第一節　太極內功養生術的特點

太極內功養生術，是在集柔術、太極拳和養氣功之長的基礎上，不斷豐富、發展起來的。它是太極棒、太極球和太極內功養生拳的總稱。

太極內功養生術是以先師的太極柔術作為基礎的。但在後來的功理、功法的發展和形成中，運用了陰陽五行學說和中醫經絡理論，並廣泛吸取了各內家拳術之長。因此，它明顯具有以疏通經絡，調和氣血，使人體自我調節生理機能得到充分發揮，從而調整機體內在由於身心失調引起的不平衡狀態，以達到強身治病這一一般氣功所具有的特點；同時還具有「借力」「四兩撥千斤」等內家拳術的防守之術。

太極內功養生術的動作，始終要求「柔和平穩」「舒展自然」，透過做柔和緩慢的動作，誘導人較快入靜，即「外動而內靜」。但內靜之後要使人的內三寶（精、氣、神）不致散亂，而必須順勢移意於丹田中，這是該術中比較典型的特點。

太極內功養生術著重於內養，防病治病。因此，講求

「氣由神運，意在力行，勁隨脈走」，以求舒筋活絡，行血理氣。長期堅持對中樞神經系統、呼吸、消化和心血管系統、骨骼肌肉等器官有良好的作用。由於是以意識引導動作並配以均勻深沉的呼吸，練後，周身血脈流通而不氣喘，身心舒適，精神煥發。因而對高血壓、心臟病、神經衰弱、胃潰瘍、風濕骨痛、腰腎病等都有一定療效。經過多人次體驗，皆獲得了較好的治病、養身效果。

正如趙中道大師養生口訣所述：「一意清靜日常歡，六福和合自安然，丹田有寶休多問，處境無心得延年。」被譽為東方長壽之瑰寶。

總之，太極內功養生術是一種結構嚴謹，動作柔和平穩，意識動作統一，養生、防身兼備，側重於養生，且得到廣大演練者證實其養生效果較明顯的風格獨特的養生術。

第二節　太極內功養生術淵源簡述

趙中道師原名宗藩，字憲章，終生從事太極內功（亦稱太極柔術）的研究、鍛鍊和傳授。以太極棒（太極棒原名「乾坤尺」「乾坤寶尺」「定心針」）功和球功（單雙木及石球）為主，專練先天之氣。先師生於公元 1843 年，卒於 1962年，享年 119 歲，無疾而終。

先師生前傳授了幾十年的古老健身術，世居東北瀋陽市新民縣。早在 20 年代，就著書介紹該功法。如《太極柔術說明書》（關東印書館，1928 年出版）和《太極柔術簡略說明書》（太歲乙亥年出版）以及《柔術簡章》等。

清初，先師之先祖被封正紅旗，賜姓依爾恩覺羅氏。此

家族以武功馳名關外。六十多年前，庚子義和團運動中，社會變亂，不法之徒趁機騷擾，先師奮起保衛地方，常以太極內功（沾、連、黏、隨，引進落空）之功交手取勝。凡對方感覺似挨非挨之際，實已騰空傾身而出，或數十步之外，或丈餘之遠，只覺身飛如雪花之飄，毫無痛楚。此乃太極內勁發放人之遠勁。若欲致敵以內傷，則取鬆中的「抖彈」勁，此勁如放電之勢，穿透能力頗強。

先師出生之際，正值鴉片戰爭以後，國人被誣為「東亞病夫」之時。先師慨然以強國必先強身之旨，立志鑽研「太極內功」健身之術。

先師身高 178 公分，面色潤澤，雙目炯炯有神。坐如銅鐘在地，立如老松參天。話聲洪亮，內氣充盈。鼓蕩可使腹堅如鋼，亦可使腹鬆軟如棉。年逾九十，仍然耳聰目明，牙齒堅固。身輕似燕，健步若飛。因而被眾人稱為「趙飛腿」。先師除專攻太極內功───棒、球等先天氣功之法外，又練「二人合掌運動」，以沾、連、黏、隨內功之勁，剛柔相濟，步靈勁整，閃展騰挪，變化無窮而神妙莫測。

先師在北京寓居多年，並以此內功之術而聞名於京城內外，近二十年來則又聞名於香港等地。1954 年開始，在京正式成立「太極柔術健身社」，傳其術，治病救人，得癒者數以萬計，貢獻甚大。

永年於 1953 年助先師辦社，同時，拜為門下，研習此功。

1957 年黃綠野（號綠樹）老先生患病，雖經各大醫院名醫多方治療，毫無起色。黃老當時年近七旬，入社練功半年，諸病得消，身體轉弱為強。後來與永年商榷，著書立

說，因而編有《太極棒練習》及《太極棒療養法》等書問世。從此，太極棒之名始張。

永年助趙先師辦社之前，永年祖父與形意單刀李存義高足李文亭（字星階）曾於 1928 年透過天津中華武士會結為良友，親如一家。父及二、四叔父均叩拜為門下，習形意及孫式開合太極拳。永年既承家學，並得師伯李春華〔字春白，號敦素，為李星階之子，孫福全（祿堂）老先生之高足〕指點，習練甚勤，先後共三十五年。繼而創編拳式，拳式定名為「太極內功養生拳」。

第三節　太極內功養生術　演練的基本要求

因動致靜，是太極內功的練功特點。本功在於練先天之氣，使其收斂（「先天之氣」係指胎兒在母體中所獲得的賴以生存之氣）。

嬰兒落地即開始後天飲食營養，肺臟開始呼吸換氣，吐故納新，完成內外氣體的交換。使後天之氣和養分與先天之氣互為其根，構成「氣化」，作用於機體中。以先天之氣為動力，推動著後天之氣的化生，自動補益於先天，促進身體之發育成長。

「氣」是一種無形質而有感覺的生理現象。練先天氣功也屬於無形質的，只有以意「呼」和以意「吸」始能體驗之（即心意呼吸）。它是「心意與內功」相互作用的結果。正如拳論說：「吸為合為蓄，吸則自然提得起。呼為開為放，呼則自然沉得下。」（即動為開為發為放為呼，靜為合為收

為蓄為吸。）

「拿住丹田練內功，離開丹田練不成」，乃心意呼吸與丹田之關係。本著所有身勢之運動，不外乎前後和升降之運式。在向前探進身時，其內氣自命門穴（後丹田）呼向前丹田（臍內穴）而促身勢向前作動。身勢向後則與此相反，當內氣自前丹田吸向命門穴時，即促引身勢向後作動。丹田似氣球，當身勢降坐之時，其球下移而致勢降，而在身勢升起時則必然球亦上升。上至百會，下至湧泉，高不逾中脘，低不逾會陰。就其演練要求是無極而太極。先師有無極、太極圖及歌訣傳於後：

<table>
<tr><td align="center">無極歌訣</td><td align="center">太極歌訣</td></tr>
<tr><td align="center">無形無像無紛爭，</td><td align="center">太極原從無極生，</td></tr>
<tr><td align="center">一片神行至道夸，</td><td align="center">混元一氣感斯通，</td></tr>
<tr><td align="center">參透虛無根蒂固，</td><td align="center">先天逆運隨機變，</td></tr>
<tr><td align="center">混混沌沌樂無涯。</td><td align="center">萬象包羅一理中。</td></tr>
</table>

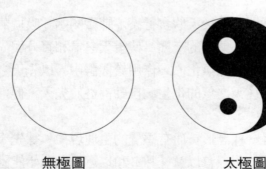

無極圖　　　　　　　　太極圖

兩圓均為「圓形」，即說行功走架無不含其圓活之趣，忌滯澀及凸凹，活似車輪，主宰於腰而自如。按機體氣血運

行而言，則以意助氣，氣動血行，循環無間。動則陽，靜則陰，動靜無端，陰陽相依，陰降陽升，生化萬物。心為火宜下，腎屬水宜升，心腎交融，陰陽合一，方得「太極」之理。

在練習時，需注意：

以臍為中心，上虛下實，降濁（陰）升清（陽），體內陰陽相合，心腎交融，水火相濟，其息自調。復以意氣之功為動源而形成拳勢之運動。其拳勢舒展嚴謹，明剛暗柔，柔中寓剛，快慢相兼，虛實分明，中正圓滿，靈活勁整，陰陽交變。它隨心意而開合運動，切勿強求身法，務以中正安舒為準則。練拳式之初，首習棒、球功數月，而後轉行拳式套路，則如車入軌道而行，自然圓活。

第 **2** 章

太極內功養生拳拳譜及動作圖解

第一節　太極內功養生拳拳譜

第二節　太極內功養生拳動作圖解

　　為了方便讀者查對拳式方向，把圖照中姿勢的方向假定為：面向讀者為向南，背向讀者為向北，面向讀者的右面為向東，面向讀者的左面為向西（見下圖）。

　　當讀者練習純熟後可依場地形狀任選方向，不一定把無極勢從面南站立開始。

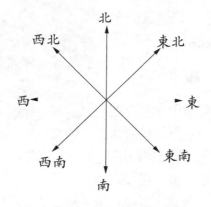

太極內功養生拳動作方向

第一式 無極勢

面向南方，自然立站；兩
腳平行，腳尖向前，腳距一
拳；目向前平視（圖 2-2-
1）。

【要點】：

兩臂微鬆、下垂，頜微內
含，頭正，頂懸，凝神靜氣。

第二式 太極勢

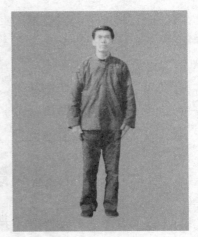

圖 2-2-1

重心移於右腳；左腳向左
緩緩橫展，稍寬於肩；鬆腰
胯，膝微屈，氣沉丹田；仍平
視前方（圖 2-2-2）。

【要點】：

頭頸正直，下頜微向後
收，勿挺胸和收腹。

第三式 起掤

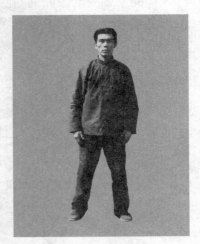

圖 2-2-2

續以「太極丹田功」為運
動之基，以意領氣下行於兩腳
湧泉穴至極返上，經中丹田傳
兩臂，自下向前上弧形慢慢舉
起，與肩同寬、同高；目視正南（圖 2-2-3）。

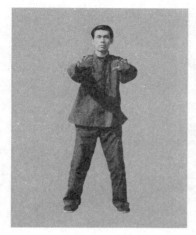

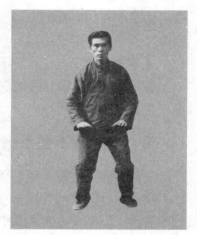

圖 2 - 2 - 3　　　　　　　圖 2 - 2 - 4

【要點】：

兩肩下沉，兩肘鬆垂，十指微屈坐腕，雙掌背如承物狀。

第四式　落 按

上體正直，屈膝坐胯，兩腿慢慢下蹲，兩臂下落自然帶動兩掌向下按至腹前，兩掌虎口相距同肩寬；目向前平視（圖 2-2-4）。

【要點】：

屈膝鬆腰，臀部不可凸出，身體重心在兩腿中間。兩臂下落和身體下蹲動作一致。

第五式　轉腰採

以腰為樞紐，帶動上體向右轉；同時，兩臂向右方劃

弧，兩掌向右前方採出；目視
西南（圖2-2-5）。

【要點】：

整個動作以得力適度為
準，不宜過之。

第六式　童子握拳捯

上體由右向左轉，重心落
移右腿；左腳向右腳靠攏，左
腳尖著地；同時，右手由掌變
拳，自下向左上翻裹斜置前上
方，屈肘，前臂內側含捯裹之
勁；左掌心朝下，掌指朝前，
隨身動之際，護於胸下左側；
目視右拳（圖2-2-6）。

【要點】：

整個動作以腰為主宰。兩
臂繞行，須圓活自然。

第七式　展掌捋

上體稍向右轉；右腳向後
退一步並向後移坐重心，左腳
尖自然翹起；右拳變掌由裡向
外旋，左掌上提，雙掌同時向
右後方捋；目視東南（圖2-2-7）。

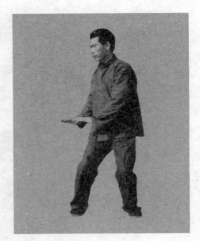

圖2-2-5

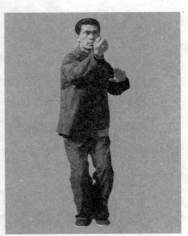

圖2-2-6

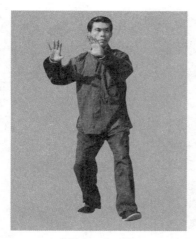
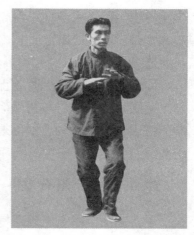

圖 2－2－7　　　　　　　　　圖 2－2－8

【要點】：

上體不可前傾，臀部不可凸出。兩臂由左向右将須隨腰旋轉，走弧線。右腳全腳掌著地。

第八式　護心勢

上體不動；左腳後撤，左腳尖著地，呈左丁步，兩腳成45°角；兩掌下降護於胸前，左掌高右掌低；目視左前方（圖2-2-8）。

【要點】：

兩掌心朝下，虛扣於心窩處，含護心及預動之意。

第九式　推窗望月

左腳向前邁出成左弓步；右腿蹬直，全腳掌著地；同時，左掌上翻架於左眉上方；右掌自下向上、向前方成立掌

坐腕推出，雙掌心向前；目視
右掌食指（圖 2-2-9）。

【要點】：

兩臂向前推時，上體要正
直，鬆腰，鬆胯，弓左腿徐徐
向前推出；沉肩墜肘，兩手須
走曲線。

第一〇式　斜合掌

重心由前向後，上體保持
正直；右腿屈膝半蹲；左腳尖
自然翹起；以左腳跟為軸，身
體由左向右轉；同時，雙掌腕
部相搭，左上右下，左掌背朝
上，右掌坐腕呈立掌；目視右
掌指（圖 2-2-10）。

【要點】：

屈右膝，扣左腳尖要靈活
穩健。兩臂相搭，須圓活自
然。

第一一式　斜展掌

身體繼續向右轉；右腳尖
斜對右前方；左腳扣腳落地；
同時，右手劃平弧向右前方坐腕伸出，高與胸齊；左手經胸
前扣向臍間呈按拉勁；目視右掌食指（圖 2-2-11）。

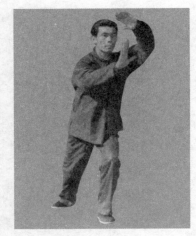

圖 2 - 2 - 9

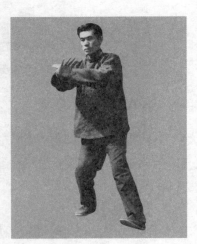

圖 2 - 2 - 10

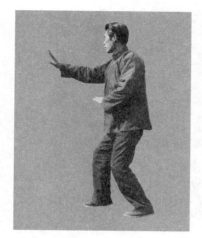
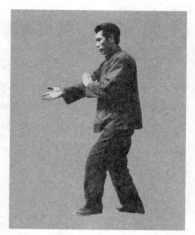

圖 2－2－11　　　　　　　　　圖 2－2－12

【要點】：

　　上體正直，不俯不仰。兩肩向下鬆垂；右臂肘部下垂，不可伸直，食指向上挑，拇指盡力向外撐開，虎口呈半圓形，手心向裡扣；左前臂靠腹左側，五指撐開、塌腕。胸略內含，腹部自然沉氣。兩胯略後縮，兩膝微裡扣，前膝不超過踝關節。臀部與後腳跟上下相對，不超過兩腳。腳趾扣地，重心偏右腿，左腿承少部體重。呼吸自然，力求身穩。

第一二式　劈山勢

　　上體不動；右腳後撤，蓄勁待發；左腳不動；兩掌順勢而動，右掌下降由外向裡翻轉，掌心斜朝上；左掌順勢護於右前臂上。目視右掌（圖 2-2-12）。

【要點】：

　　右手向左下斜劈時，身體要平穩。

第一三式　劈山後坐

重心後坐；右腿屈膝半蹲；左腳尖著地；同時，左掌經右臂上向前方劈出，似劈掛掌之勁；右掌向後抽勁放於腹前；目視前下方（圖 2-2-13）。

【要點】：

右掌扶勁，右掌似劈掛掌回抽，而身勢有後撤靠擊之意，三勁要貫串一氣，協調。

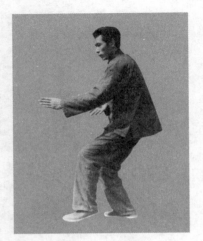

圖 2－2－13

第一四式　童子抱瓶

左腳向前橫墊半步，腳尖外展；右腿微後蹬；兩大腿如剪子股；同時，右掌由下向上翻轉向前推出；左掌由上向後撤放於腹前，掌心向上；兩掌如抱瓶狀；目視前下方（圖 2-2-14）。

【要點】：

兩腿交叉坐盤，後腿膝部與前腿膝窩抵緊。頂頭，沉肩，塌腰。

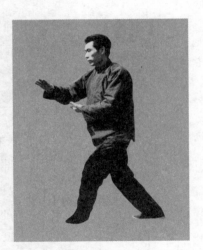

圖 2－2－14

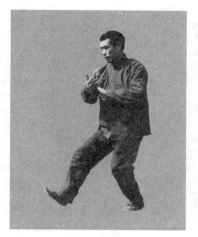
圖 2 - 2 - 15

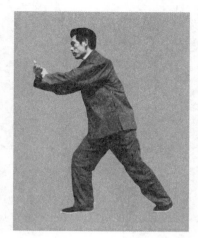
圖 2 - 2 - 16

第一五式　擠　手①

　　上體不動，重心後移；右腿向前邁步，腳跟著地；左腿屈膝坐胯；右手向前、向下畫弧，屈肘向上翻轉，掌心朝上，垂肘；左掌由下向上、向內翻附於右腕裡側；目視兩掌（圖 2-2-15）。

第一六式　擠　手②

　　身體重心由後向前；右腿屈膝前弓；左腿向後蹬直成右弓步；雙手同時向前上方慢慢擠出，兩前臂要保持半圓狀；目視兩掌（圖 2-2-16）。

　　【要點】：

　　擠手①、②重點是向前擠出時，上體正直，並與鬆腰、弓腿一致。

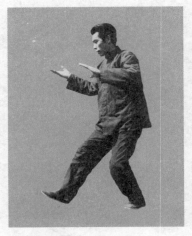

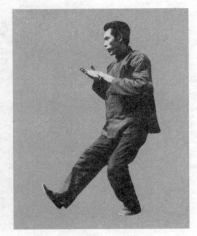

圖 2－2－17　　　　　　　　圖 2－2－18

第一七式　　懶扎衣①

　　上動不停，重心後移；右腳腳跟著地，右腳尖自然翹起；左腿屈膝坐胯；兩掌同時向外分開，屈肘回收於兩肋側，右掌在前，掌心朝上，左掌在後，掌心朝下，高於右掌，含胸拔背，兩掌相合如抱物狀；全身含預動之彈勁，以待其變；目視右掌（圖 2-2-17）。

　　【要點】：

　　兩掌要隨胯後坐回收，鬆肩，兩肘不外凸。

第一八式　　懶扎衣②

　　重心繼續向後移於左腿；右腿伸直，腳尖向上盡量翹起；同時，兩手屈臂回收，左手搭於右腕內側，互待其力，勢含「張弓」意；目視右手食指（圖 2-2-18）。

【要點】：

鬆腰坐胯，意在蓄而後發。

第一九式　懶扎衣③

右腿屈膝前弓，身體重心慢慢前移；左腿自然伸直呈右弓步；上體正直，鬆腰，坐胯；同時，右掌心由上從下向前轉為立掌，左掌心由下向前轉為立掌，兩手向上、向前沿弧線按出，與肩同寬，兩手心均向前，按到頂點時坐腕、展掌，提頂領勁出掌；目視前方（圖 2-2-19）。

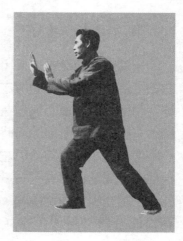

圖 2－2－19

【要點】：

上體正直，鬆腰，鬆胯。

第二〇式　懶扎衣④

上體不動；右腳生根似「泰山」，左腳收至右腳內側，腳尖點地，含探聽之勁；形曲而勁直，譜曰「曲中求直」；兩掌形不變，屈肘，坐腕，前按。目視右掌（圖 2-2-20）。

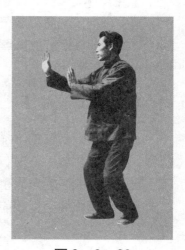

圖 2－2－20

【要點】：

上體正直，鬆腰，坐胯。整個姿勢稍停而意不停。

第二一式　十字手

左腳跟落地身微後移，以
右腳跟為軸內扣，身體隨之左
轉至朝南；身體重心移穩在右
腿，左腳跟自然離地；同時，
右掌隨身體左轉至胸前與左掌
根相搭，雙掌指斜立，右掌在
外，左掌在裡；兩臂撐圓，腕
高稍低於肩；目視正南（圖
2-2-21）。

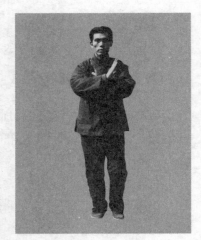

圖 2－2－21

【要點】：

兩手合抱，上體不前俯。
兩臂環抱時要圓滿舒適，腰膝
稍鬆，沉肩墜肘。

第二二式　開手

上體不動，兩臂稍下降；
同時，兩手心相對，往左右分
開，開至兩掌與肩寬，兩手掌
指向上，五指張開；目視前下
方（圖 2-2-22）。

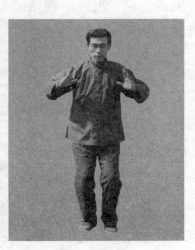

圖 2－2－22

【要點】：

雙掌根含下按勁，掌中又
似含抱球之意，似拉控狀；在
開動時，腹有向後吸貼之意。

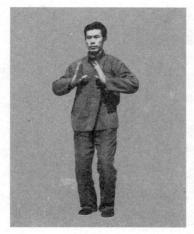

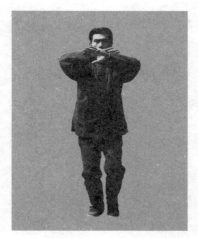

圖 2 – 2 – 23　　　　　　　圖 2 – 2 – 24

第二三式　合 手

　　上體不動，腰有向前呼氣之意，促兩手心相對慢慢往裡合，其勁有如壓擠氣球狀；目視兩手當中（圖 2-2-23）。

　　【要點】：

　　鬆腰胯，內意有下沉勁，頭有頂撥勁。

第二四式　橫合掌

　　兩臂環抱，兩掌相搭，掌心斜向外，掌指朝左右；目視正前方（圖 2-2-24）。

　　【要點】：

　　提頂吊襠，上下對撥。

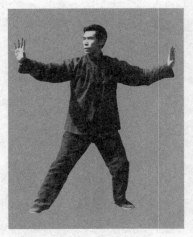
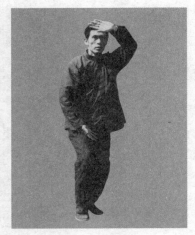

圖 2 – 2 – 25　　　　　　　　圖 2 – 2 – 26

第二五式　單　鞭

　　上體直立，兩肩鬆開，呼吸自然；上體微向左轉，隨之左腳向左橫邁一大步，腳尖稍左斜負重；兩手腕往外轉，如捋長杆一樣，往左右分開，兩臂成平舉狀態，兩手心朝外，與眼同高，其勁似張弓；視線隨右手移動，最後目視右手虎口（圖2-2-25）。

　　【要點】：

　　上身正直，鬆腰，右肋稍下垂，左肘與左膝上下相對，而肩下沉。

第二六式　提手上勢①

　　身體重心移於左腿，塌腰鬆胯；隨之右腳靠攏左腿，腳尖著地，與左腳尖齊，兩腳跟相距一拳，兩膝微屈；同時，

左手向面前畫弧，停於左額前，手心向外；右手與左手同時向下畫弧，停於右大腿內側，掌心朝外；兩掌心相呼應，有如操球體狀；目視前下方（圖2-2-26）。

【要點】：

上體正直，臀部不外凸，胸肌放鬆。

第二七式　提手上勢②

重心移於右腿；右掌經左肘下穿勁而上，兩前臂上下相合，左掌在上，掌心向下，右掌在下，掌心向上；目視前方（圖2-2-27）。

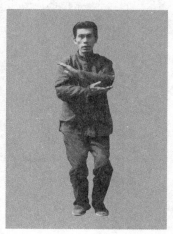

圖 2 - 2 - 27

【要點】：

習此式，要頂勁上提，腰腿隨之上下，以練習脊骨伸縮力。

第二八式　白鶴亮翅①

上動不停，右掌向前外翻轉；左掌向左、向前翻轉；同時，右腳向前邁步，腳跟著地，兩腳距離以不牽動身體重心為合適；目視前下方（圖2-2-28）。

【要點】：

胸不挺。兩掌心均朝前含放

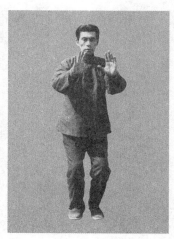

圖 2 - 2 - 28

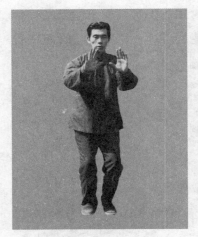
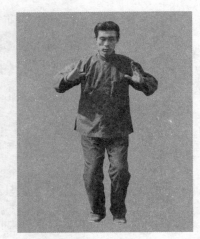

圖 2－2－29　　　　　　圖 2－2－30

遠之按發勁。

第二九式　白鶴亮翅②

兩掌相合，屈肘向前推按而出成立掌；右腳尖在兩手前推時著地，身體重心移在右腿上；左腳跟在右腳尖落地時，也同時提起，向前跟步，跟至右腳跟後邊，腳尖著地；目視兩掌中間（圖2-2-29）。

【要點】：

塌腰鬆胯，左腳大趾領勁向前邁步進身，步距大小以不吃力為度。

第三〇式　開　手

同第二二式（圖2-2-30）。

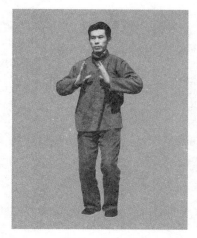
圖 2 - 2 - 31

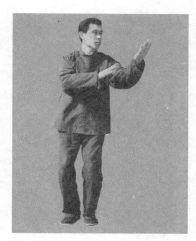
圖 2 - 2 - 32

第三一式　合　手

同第二三式（圖 2-2-31）。

第三二式　左展掌

雙掌心相對如托抱狀；左掌外翻伸向左上，右掌心朝下扣於左胸際，面對前方；目視左掌指（圖 2-2-32）。

【要點】：

意欲向左必先顧及右（又：在內而不在外），兩掌心相對如捋物狀。

第三三式　右展掌

上體不動，重心在兩腿間；左掌心由左上向裡旋扣於臍上；右掌由裡外旋伸向右上，兩掌心相對如捋物狀；面對前

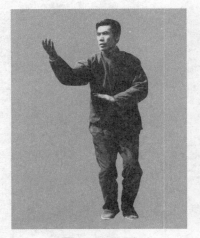

圖 2 - 2 - 33

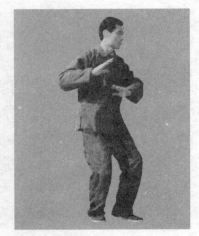

圖 2 - 2 - 34

方，目視右掌指（圖2-2-33）。

【要點】：

同上式。

第三四式　左摟膝拗步①

右腳跟離地，以右腳尖為軸向右後前扭與前左腳成45°角，右腳掌全部著地，左腳尖著地，身體重心在右腿；左掌向左前下含預動之勢，置於心下；右掌向前下作動，指尖斜對胸間；目視正東（圖2-2-34）。

【要點】：

兩手必隨腰轉而動作。整個摟膝拗步動作要協調、圓滿、柔和。當右掌向前下作動而使右肩鬆沉時，不能右肩低左肩高。

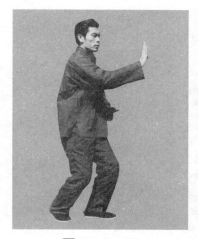
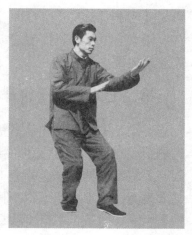

圖 2 - 2 - 35　　　　　　　　圖 2 - 2 - 36

第三五式　左摟膝拗步②

　　上體不變，左手往左下摟一弧線，落至左胯旁；左腳往左邊斜邁一步，右手心同時翻轉向上坐腕變立掌向左邊平推出，右腳於右手向左平推時，同時向前跟步，腳尖著地，重心轉移在左腿；目視右手食指（圖 2-2-35）。

　　【要點】：

　　摟膝的一臂呈弧形，推出之右掌，要微旋轉而推出。兩掌均要坐腕。

第三六式　獅子滾球①

　　上體不動，速向後撤右步，左腳隨之後撤，腳尖點地，兩腳相距約 20 公分，身體重心移在右腿；同時，左掌翻轉螺旋向前上穿伸，右掌向後拉抹勁；目視左掌指（圖 2-2-36）。

【要點】：

兩掌心似欲碎物撮滾之，又如雲層放電之運動。

第三七式　獅子滾球②

上動不停。左腳向前橫墊；右腳跟稍離地，重心移在左腿；同時，右掌翻伸，掌心朝上；左掌向後翻扣，掌心朝下斜扣膻中穴上，形如剪子般；目視右掌心（圖2-2-37）。

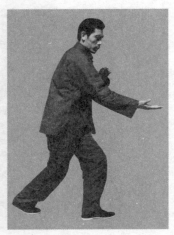

圖 2 - 2 - 37

【要點】：

右掌心似托物，禧間呈合勁。

第三八式　獅子滾球③

右腳向前跨邁橫墊，身體重心移在右腿；同時，兩手互為翻轉（方法同上）；目視左掌心（圖2-2-38）。

【要點】：

兩掌互為翻轉，如球滾於兩掌間，內氣如珠滾而連動。

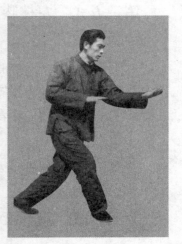

圖 2 - 2 - 38

第三九式　進步搬攔捶①

左掌變拳自前向下劃弧回收，並由臍之左側再向前方圓

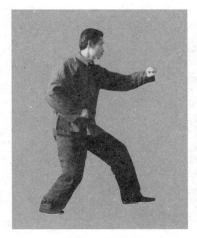

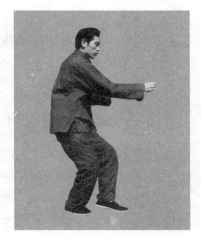

圖 2－2－39　　　　　　　　圖 2－2－40

轉扣勁而出，拳背朝上，小指根含頂勁，腕根為扣控勁；而
右掌變拳，拳背朝上，右拳含按拉勁；同時，左腳直著往前
邁步，右腳蹬蓄勁，重心在兩腿間；目視左拳（圖 2-2-
39）。

　【要點】：

　進左腳時，要求「邁步如貓行」，上身要正直，步法和
手法要隨腰轉動，整體含預動待發勢。

第四○式　進步搬攔捶②

　接前式不停，右拳自下向前，經左拳背上弧形發出，右
腳於右手打出時跟步，離左腳跟半步，與前拳合勁落地「震
踩」，右腳發聲時明剛暗柔，而所發之拳伴抖彈勁；左拳下
扣沿弧線回收至胸前；左腳跟隨前「震踩」之勢稍離地；目
視右拳（圖 2-2-40）。

【要點】：

含胸鬆肩，腰身手腳動作一致。前擊捶時，正身正胯，用脊骨力，勿探身前傾。

第四一式　如封似閉

上體不動；同時，往右撤步，左腳撤至右腳前，腳尖點地；右拳內扣，變掌回抽，左拳變掌，從右肘下穿鑽至兩掌相交叉為「十」字，即變立掌；掌心向外，雙掌回抽於腹前；目視前方（圖2-2-41）。

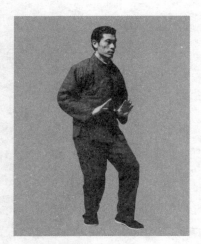

圖2-2-41

【要點】：

兩臂須隨身體後撤回收，雙掌交叉，兩肩不要縮或聳起，鬆肩墜肘。重心後移要坐實右腿，鬆腰胯，上體正直，腹鬆氣沉。

第四二式　抱虎歸山

左腳前邁，右腳在後蓄勁跟步，兩腳相距半步；兩掌由腹前向前上弧線前推，高與胸平。目視兩掌虎口之間（圖2-2-42）。

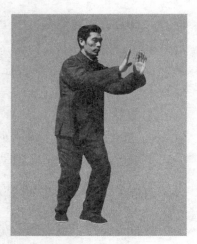

圖2-2-42

【要點】：

向前邁步，上體要正直，不要前俯後仰，注意胸腹齊進。

第四三式　右伏虎

重心換於右腿；以左腳跟為軸，身體由正東轉向正南；同時，雙掌變拳，上下分動，右拳背朝上扣於腹前，左拳背朝後護在左額上方，兩臂呈弧形；目視正南偏西（圖2-2-43）。

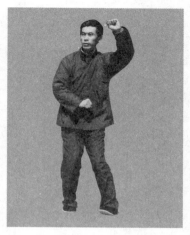

圖 2 - 2 - 43

【要點】：

此式氣勢凶猛，兩手過渡為伏虎勢時，上下肢要相隨，防止肩部上聳。

第四四式　十字手

兩拳變掌，右掌上升，左掌下降，兩掌合至膻中前變為立掌交叉；下同第二一式（圖2-2-44）。

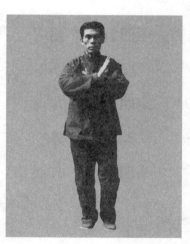

圖 2 - 2 - 44

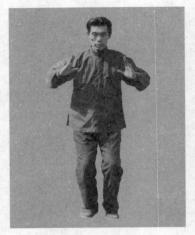

圖 2－2－45

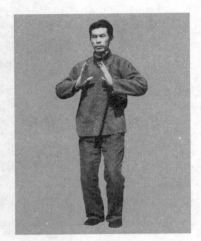

圖 2－2－46

第四五式　開　手

同第二二式（圖2-2-45）。

第四六式　合　手

同第二三式（圖2-2-46）。

第四七式　右展掌

動作同第三二式，惟方向相反（圖2-2-47）。

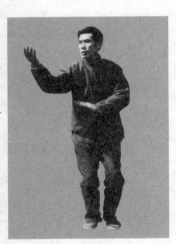

圖 2－2－47

第四八式　右摟膝拗步①

動作同第三四式，惟方位、手位、步法相反（圖2-2-48）。

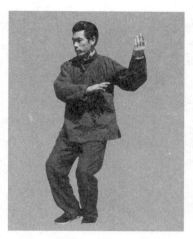

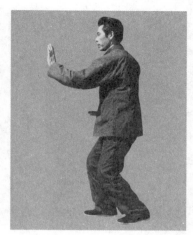

圖 2－2－48　　　　　　圖 2－2－49

第四九式　右摟膝拗步②

　　動作同第三五式，惟方位、手法、步法相反（圖2-2-49）。

第五○式　手揮琵琶

　　左腳後撤步，撤步遠近以不牽動身體重心為適；右腳同時往後撤至左腳前，腳跟距左腳一拳，腳尖著地；同時，右手掌前伸；左手掌後拉，左手指同胸高；目視右掌指（圖2-2-50）。

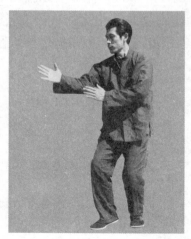

圖 2－2－50

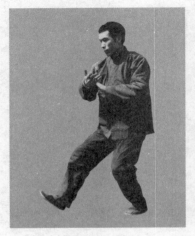 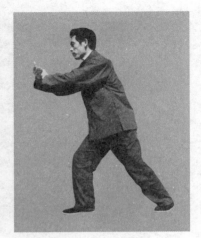

圖 2 - 2 - 51　　　　　　　圖 2 - 2 - 52

【要點】：

由摟膝拗步變手揮琵琶時，重心前移和後坐要求上體正
直。左掌後撤回收要以腰為軸，鬆肩，墜肘，沉腕，節節貫
串回收，以身領手，不可先撤左掌不顧肩肘部分。定勢要有
下沉的氣勢，但精神仍具有輕靈之意，兩肩、腰、胯放鬆，
不凸臀。

第五一式　擠　手①

同第一五式（圖 2-2-51）。

第五二式　擠　手②

同第一六式（圖 2-2-52）。

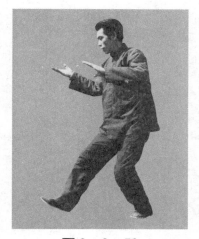

圖 2 - 2 - 53

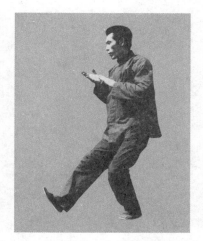

圖 2 - 2 - 54

第五三式　懶扎衣①

同第一七式（圖 2-2-53）。

第五四式　懶扎衣②

同第一八式（圖 2-2-54）。

第五五式　懶扎衣③

同第一九式（圖 2-2-55）。

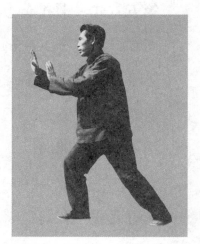

圖 2 - 2 - 55

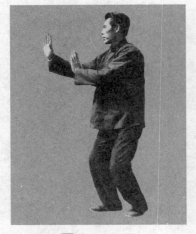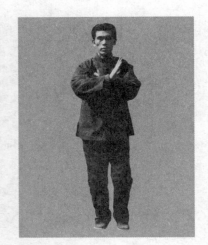

圖 2－2－56　　　　　　　圖 2－2－57

第五六式　懶扎衣④

同第二〇式（圖 2-2-56）。

第五七式　十字手

同第二一式（圖 2-2-57）。

第五八式　開　手

同第二二式（圖 2-2-58）。

第五九式　合　手

同第二三式（圖 2-2-59）。

第六〇式　橫合掌

同第二四式（圖 2-2-60）。

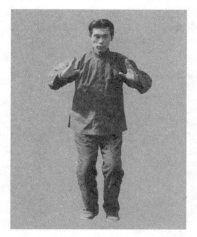

圖 2 - 2 - 58

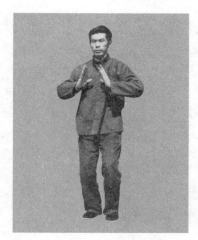

圖 2 - 2 - 59

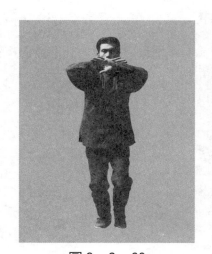

圖 2 - 2 - 60

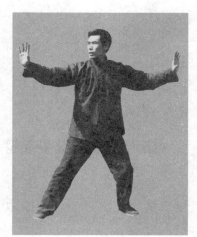

圖 2 - 2 - 61

第六一式　單　鞭

同第二五式（圖 2-2-61）。

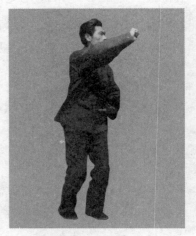 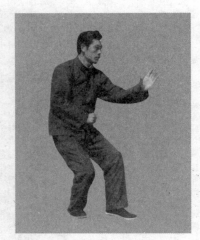

圖 2－2－62　　　　　　　　圖 2－2－63

第六二式　握右拳左擊

　　右腳向左腳上半步，同時，右掌變拳，自下向前上弧形擊之，高與「太陽穴」水平；左掌由上向下按於臍下，虎口撐圓，微定氣勢；身體微向東南方，目視右拳（圖 2-2-62）。

第六三式　退步靠劈掌

　　右腳後撤，右拳隨身勢後移之勁落於臍間；左掌由下向前上劈；左腳亦隨之向後撤，腳尖點地；目視左掌指（圖 2-2-63）。

　　【要點】：

　　肩鬆肘垂，體態自然。尤注意外三合（即肩與胯合，肘與膝合，手與腳合）。

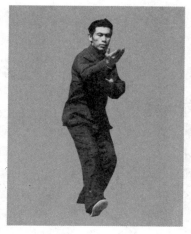
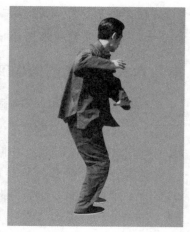

圖 2 - 2 - 64　　　　　　　　圖 2 - 2 - 65

第六四式　換　勢

左腳向左後撤，全腳踏實負重，右腳尖自然翹起；右拳外翻變為掌心朝上，經左肘下橫穿向前上（如八卦掌穿掌之勁勢），掌之中指與鼻齊高；左掌由裡向外翻變為掌心朝上護心；面對東南，目視右掌指（圖2-2-64）。

【要點】：

移動身體重心時，上體要平穩，臀部不可外凸。雙掌以意氣聯繫，又似接托物狀。

第六五式　右式倒攆猴①

右腳尖內扣，全腳掌踏實負重，並與左腳成倒八字，左腳跟稍離地；同時，向胸前扣轉右掌，掌心朝下，左掌隨之內裏，掌心朝下，雙掌指相對；上體轉向西北，目視西北（圖2-2-65）。

【要點】：

手、腳動作要一氣貫串。

第六六式　右式倒攆猴②

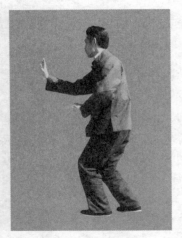

圖 2－2－66

上動不停，上體由西北轉向西南，右掌從右胸往左邊摟一弧線，呈立掌在前；同時，左腳斜往左邊邁步，右腳隨跟半步，腳尖著地；左掌心朝下按於左肋下側；目視右手掌指（圖 2-2-66）。

【要點】：

右掌行推按勁，左掌行按拉勁。兩手的屈直，都與摟膝拗步相同。推按拉時轉腰鬆胯。

第六七式　左式倒攆猴①

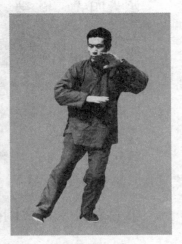

圖 2－2－67

右腳向後撤，左腳尖上翹，腳跟行撐勁往裡扭轉；同時，提右腳隨身轉向西北，腳跟落地；在提撤右腳和扣落左腳時，左掌經耳側翻扣於左面前；右掌由外向裡扣翻於中脘前；目視前下45°角（圖 2-2-67）。

【要點】：

撤步時，前腳掌先著地，再慢慢踏實。身體不能忽高忽

低，須平衡穩定。

第六八式　左式倒攆猴②

上體由正南偏西北轉向西
南，右腳提回與左腳成 45°角，
腳尖頂地，即向西南邁步，左腳
跟步而催身進；左掌為立掌推
按，右掌呈按勁向下於右肋下
側，左腳隨之跟步，腳尖頂地。
面對西南，目視左手掌指（圖
2-2-68）。

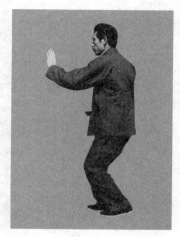

圖 2 - 2 - 68

第六九式　提手抱

上體由西南轉向正南，左腳
後撤，右腳尖頂地撤距左腳半
步；兩臂隨之向自身折回，左臂
屈肘橫置於胸前，左掌心朝下，
右掌向左下方穿並由裡向外翻，
掌心朝上；目視前下（圖 2-2-
69）。

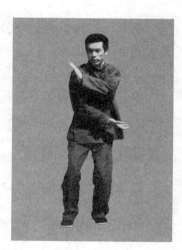

【要點】：
兩臂相搭，左上右下，含抱
合之勁。

圖 2 - 2 - 69

第七〇式　白鶴亮翅

上體不動，鬆腰坐胯；右掌向前鑽翻轉至右胸前為立

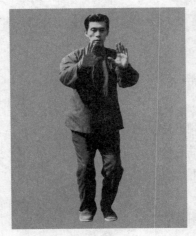
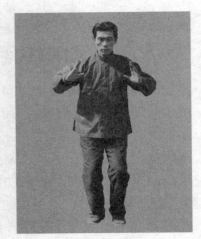

圖2－2－70　　　　　　　　圖2－2－71

掌，左掌沉肘自下至於左胸前，兩掌虎口相對；下同第二九式（圖2-2-70）。

【要點】：

此式以兩臂動作為樞紐，練習胸背兩脇之伸縮力，開合自然。

第七一式　開　手

同第二二式（圖2-2-71）。

第七二式　合　手

同第二三式（圖2-2-72）。

第七三式　左展掌

同第三二式（圖2-2-73）。

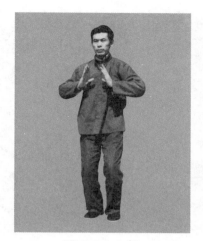

圖 2－2－72

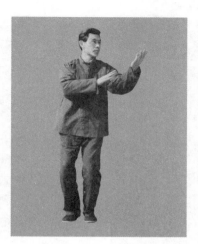

圖 2－2－73

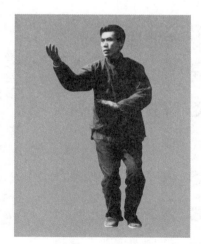

圖 2－2－74

第七四式　右展掌

同第三三式（圖 2-2-74）。

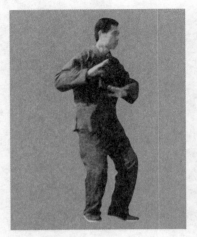

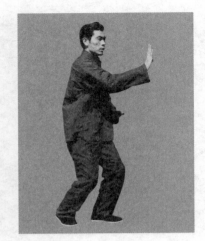

圖 2 - 2 - 75　　　　　　　　圖 2 - 2 - 76

第七五式　左摟膝拗步①

同第三四式（圖2-2-75）。

第七六式　左摟膝拗步②

同第三五式（圖2-2-76）。

第七七式　獅子滾球

同第三六式（圖2-2-77）。

第七八式　弓探勢

　　左腳向前腳墊步，左腿下屈，坐身；同時，右掌心朝上，向前下斜行穿伸；左掌由左至右護右面，指尖朝上，掌心朝外；兩臂呈交叉狀環抱；面東，目視右掌心（圖2-2-

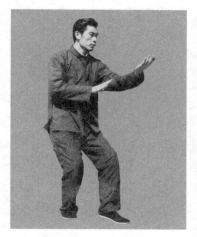

圖 2 - 2 - 77

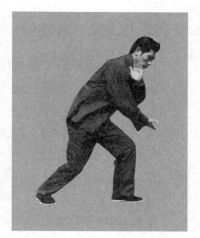

圖 2 - 2 - 78

78）。

【要點】：

注意頭正而不低俯，身坐而不傾屈。

第七九式　右手展翅

上體前移而起；同時，雙掌左右分展，並回撤左腳，腳尖頂地；右掌高舉過頭，左掌按於胯前；面東，目視前下45°角（圖2-2-79）。

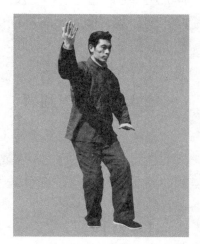

圖 2 - 2 - 79

【要點】：

右掌呈撥勁，左掌呈按勁，兩掌如一掌，形異而一力。

第八〇式　海底針

左腳撤至右腳前，腳尖頂地；同時，右手手心轉向上，往下、往後畫弧經右額前按至左腳面；左掌按勁不變；折腰下沉，兩腿微彎曲；面東，目視右掌（圖2-2-80）。

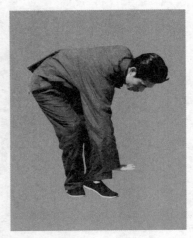

圖 2 - 2 - 80

【要點】：

左腳後撤腳尖頂地時，右腿要漸漸下蹲，重心由右腿支撐。左掌必隨重心前移，後坐行按勁。兩臂微屈。右掌向前下按應隨右腿下蹲和折腰而動，肩催肘，肘催手。折腰時，頸脊至腰脊成一直線，頭正而不低俯，身坐而不傾屈。

第八一式　三通背

立身，右掌向前外翻轉，隨立身往上抬至右額前，掌心向前護額；左手同時從胯處變立掌蓄前推勁；右腳不動；左腳於兩手動作的同時向前邁呈弓步；面東，目視左掌（圖2-2-81）。

【要點】：

①左腳前邁時，右腿坐實，身體不要搖晃和前俯後仰，速度要均勻。

②右臂蓄上挑勁，左掌蓄前推勁。鬆肩沉肘，以通脊力。

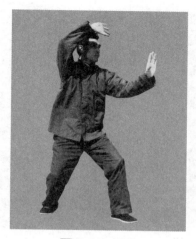

圖 2 - 2 - 81

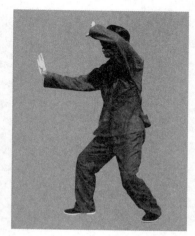

圖 2 - 2 - 82

③練此式運勁時，要以舒順為原則，先將脊背之力運於兩臂，再運於左掌。左掌心之力，與左肋骨相應，做向前之勢。發勁時，頭須頂勁，下頜內含。

第八二式　翻身三通背

續以腰為軸，左腳尖上翹，向右轉體，轉到面向正南，右腳翹起扭直落實；同時，左手向上畫弧，手背護左額，右手自右額處向前推出，與肩平，坐腕；以下與第八一式三通背同，惟方向相反；面南，目視右掌（圖2-2-82）。

【要點】：

同第八一式「三通背」。

第八三式　猛虎坐洞

上動不停，左手由左前額往前伸與右手齊，兩手心相

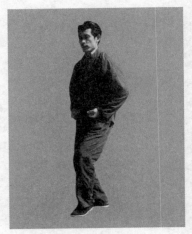

圖 2－2－83

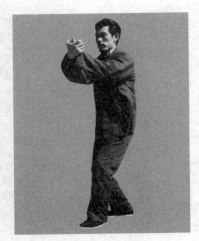

圖 2－2－84

對；同時，右腳撤到左腳後邊後斜落；兩手從前虛握拳往下畫弧到小腹處，同時左腳回撤至右腳前，腳尖頂地；身體轉向正西，目視前方（圖2-2-83）。

【要點】：

鬆腰坐胯，身體重心在右腳。

第八四式　進跟步十字拳

兩拳相搭，左上右下；右腳極力蹬勁，催左腳往前邁步，身體重心仍在右腳；兩拳從速向前上鑽出，拳心與口鼻相對；面西，目視雙拳（圖2-2-84）。

【要點】：

身體正直不要起伏，鬆腰坐胯。

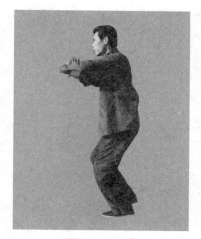

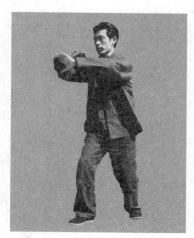

圖 2－2－85　　　　　　　圖 2－2－86

第八五式　金雞獨立

　　上體不動，先提左腳向前墊半步，後右腳尖提併於左腳踝內側，右腳跟離地；同時，兩拳變掌外翻，掌心朝前，橫抱胸間；面西，目視雙掌（圖2-2-85）。

　　【要點】：

　　身體正直，鬆腰坐胯，屈膝。

第八六式　雙合掌推進

　　沉腰，左腳呈踩勁，右腳前邁一步，同時左腳緊跟上步；雙掌相合，右掌在上，左掌在下，左掌心朝外；面西，目視左掌背（圖2-2-86）。

　　【要點】：

　　上體正直，雙掌相合，一氣貫串。

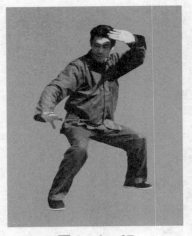 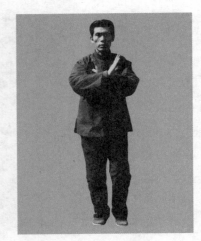

圖 2－2－87　　　　　　圖 2－2－88

第八七式　望眉展甲

身體由右轉向左，面南；一氣貫串，以腰為軸，以左腳催右腳橫進其身呈「撮勁」；同時，展掌如開弓，左掌心朝外護左額；右掌心朝下向右正方發掌；目視右掌（圖 2-2-87）。

【要點】：

「撮勁」和「發掌」要一氣貫串，同時進行。

第八八式　十字手

右腳向左腳靠攏並起身，下同第二一式（圖 2-2-88）。

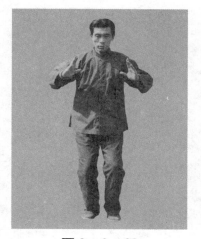

圖 2－2－89

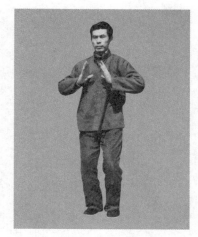

圖 2－2－90

第八九式　開手

同第二二式（圖 2-2-89）。

第九〇式　合手

同第二三式（圖 2-2-90）。

第九一式　橫合掌

同第二四式（圖 2-2-91）。

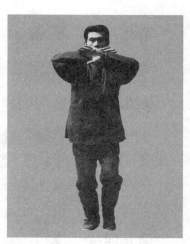

圖 2－2－91

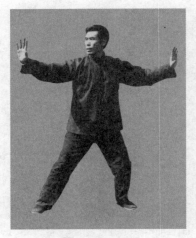
圖 2－2－92

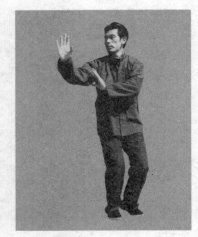
圖 2－2－93

第九二式　單　鞭

同第二五式（圖2-2-92）。

第九三式　雲　手①

　　身體重心移於右腿，身體漸漸右轉；左手向下、向右畫一半圓，畫至右肩下稍停，雙掌心均朝西南，呈斜立掌；同時，左腳向右腳靠攏，腳尖頂地；目隨左掌下移視前右掌指（圖2-2-93）。

第九四式　雲　手②

　　左手從右肩下向上、向左畫一半圓圈，而右手向下、向左畫一半圓圈，至左肩下稍停；在左右手動作時，左腳向左橫邁，左右手畫至左邊時，兩腳尖向左邊微斜；目視左掌虎

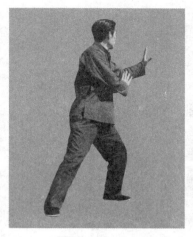
圖 2－2－94

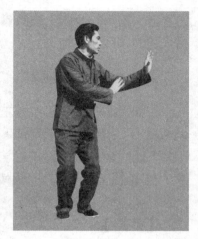
圖 2－2－95

口（圖2-2-94）。

第九五式　雲 手③

上動不停，右手向上畫，左手向下畫，兩手畫至右邊時，左腳又橫向左邁步；左手繼續向上畫，右手向下畫，右腳跟進，如此循環 3 次；左右手向上畫時，翻掌心向外；目視左掌虎口（圖2-2-95）。

【要點】：

雲手①②③身體轉動要以腰脊為主，鬆腰，鬆胯，保持立身中正。兩臂隨腰運轉要圓活，經下面向左或右向上運時要含上抄之意；運轉到上面的左或右肘不可抬起。同時，頭宜正直，胸宜稍含，兩腿微屈，腿力上提。兩手運行與兩腳挪移速度應一致。練時，左手向右，身體向右微轉；右手向左，身體向左微轉。提腳時腳跟要先離地，踏下時要以腳尖

先著地。踏下的腳跟一經踏實，
另一腳的腳跟速離地。

第九六式　右掩肘

　　右腳後撤鬆腰坐胯，與左腳
呈馬襠步；同時，左掌變拳，拳
背朝下屈肘與左膝相對；右掌變
拳，拳背朝上於臍前；面南偏
東，目視左拳（圖 2-2-96）。

　　【要點】：

　　左拳向右裹動，右拳行拉
勁。雙臂貫串成一合勁。

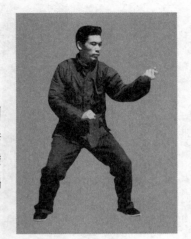

圖 2 - 2 - 96

第九七式　左掩肘

　　向左後撤左步踏實與右腳相
合呈半馬襠步（左腿負體重六
分，右腿四分），身體轉向東
北；右拳從臍前伸出屈肘與右膝
相對；左掌回拉於臍間，勢同
「右掩肘」面對東北；目視右拳
（圖 2-2-97）。

　　【要點】：

　　同上式。

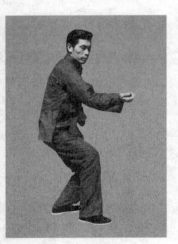

圖 2 - 2 - 97

第九八式　側身十字手

　　身體起立，右腳向左腳併步；兩手腕交叉相搭，狀如

「十」字，右腕交叉於左腕之上，兩臂向內彎抱至胸前；面對東北，目視東北（圖2-2-98）。

【要點】：

兩腿起立，全身要放鬆。上下相隨，務必協調。十字手的兩臂須呈環形，鬆肩沉肘。

第九九式　右蹬腳

左腳尖稍外撇踏實，坐實左腿，重心漸漸移至左腿；兩掌向左右分開，右腳同時以腳跟慢慢向右（即東南方向）蹬出，腳尖朝上；左腿隨右腳蹬出時漸漸起立，膝仍微屈；目向右掌虎口平視（圖2-2-99）。

【要點】：

兩手分開要和右蹬腳一致，兩臂不可伸直，肘部略沉，低於腕部，並坐腕。身體要穩定，不俯不仰，為使身體平衡，只有「虛靈頂勁」和「氣沉丹田」。分手和蹬腳要協調。

第一〇〇式　左蹬腳

右腳扣步於原地，兩手由左右下落收至臍前合抱，左腕

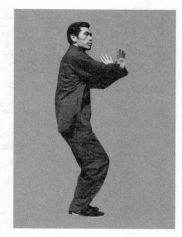

圖2-2-98

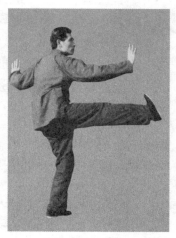

圖2-2-99

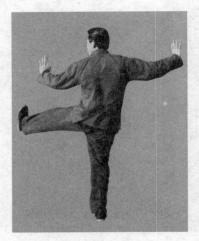
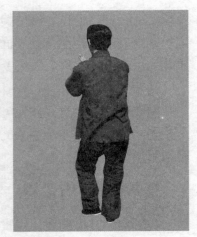

圖 2－2－100　　　　　　　　圖 2－2－101

交叉於右腕之上；兩臂慢慢上舉成十字手再向左右畫弧分開
平舉於身體兩側（肘微屈，手心向外）；左腿同時屈膝提
起，左腳以腳跟慢慢向左前方（即西北方向）蹬出，腳尖朝
上；目向左掌虎口平視（圖 2-2-100）。

　　【要點】：
同上式。

第一〇一式　偏左轉身

　　左腳落於右腳旁，腳尖點地；同時，兩手由左右下落收
至胸前合抱，左掌在內，右掌在外；目視西北（圖 2-2-
101）。

　　【要點】：
身體要穩，右腳內勁蓄實負重。

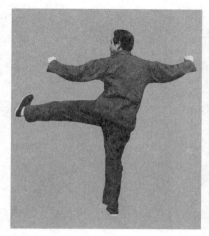
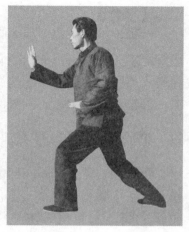

圖 2 – 2 – 102　　　　　圖 2 – 2 – 103

第一○二式　側身左蹬腳

兩掌變拳向左右分開，平衡於身體兩側，拳眼相對（肘部微屈）；同時，左腿屈膝提起，左腳向左前方（正西）以「抖彈」之勁橫蹬；面北偏西，目視左拳眼（圖 2-2-102）。

【要點】：

沖拳和蹬腳同時動作，發勁時身微向前探。爆發勁於拳、腳之中。其他要點同第九九式。

第一○三式　左　顧

向左前方落邁左腳並負重，右腳隨之蹬地，呈左弓步；同時，左拳下落於左胯側，拳面朝上；右拳變掌，隨身勢之動向左前方推出，指尖朝上呈立掌；面西，目視右掌（圖 2-2-103）。

【要點】：

右手推出時，要沉肩墜肘，坐腕舒掌，身體不可前俯後仰與鬆腰，弓腿上下協調。向前邁步時，要掌握好身體重心的變換。

第一〇四式　右　盼

身稍向右轉，右腳向前橫跨墊一步，兩腿呈交叉狀，重心在兩腿之間；左拳變掌由左往右旋；右掌變拳，拳面朝上，扣按於小腹、胯旁；面西偏北，目視左掌（圖2-2-104）。

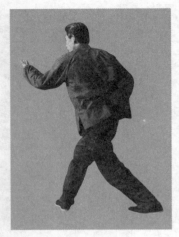

圖2－2－104

【要點】：

當右腳向前橫跨墊步時，兩臂應行裏勁而至。

第一〇五式　栽　捶

左足向左前方跨邁，呈馬襠式，左手翻至手心向下握拳拉至左胯旁；右拳自右胯向上、向後畫弧經右耳側向前下栽擊，身體隨之彎曲；面西，目視右拳彈動（圖2-2-105）。

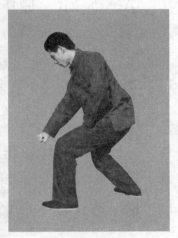

圖2－2－105

【要點】：

上體隨右拳下栽應折腰，沉腰胯。折腰時頸脊到腰脊保

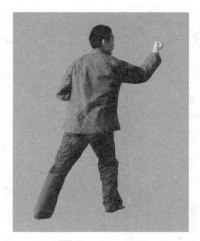
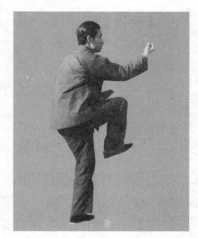

圖 2－2－106　　　　　　圖 2－2－107

持直線，最忌頭頂下垂。

第一〇六式　翻身撇身捶

左腳裡扣，身體同時直起，右轉；隨著轉體，右拳從右額自前往後畫一弧線，拳心朝上；左拳護腰不變；面東偏南，目視右拳（圖2-2-106）。

【要點】：

本式扣步翻身，腰步並用，為立圓之勁。右拳打出時，右臂不要伸直，沉肩墜肘。

第一〇七式　撤步高探馬

重心全部移至左腿，提右膝，身體高聳，向前探出；右拳不變，左拳變掌，掌心朝下扣右膝上；面東，目視右拳（圖2-2-107）。

【要點】：

手腳動作須協調一致，含胸鬆肩，運腰脊之力。上體不可後仰，提右膝時，氣沉於小腹。

第一〇八式　扭步撮掌

右腳向前下落橫墊於地，同時以腰為軸身向右轉；兩腿交叉如剪子般相合，左腳尖著地；兩臂順、逆螺旋齊動，左手推頂，右手拉按；面向東，目視左掌指（圖2-2-108）。

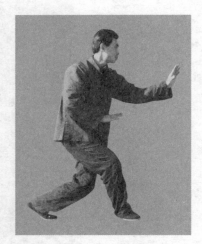

圖 2－2－108

【要點】：

鬆腰坐胯，兩掌交錯前後行分勁，如撮物狀。

第一〇九式　懷中抱月

左腳繼續向前方橫跨墊步，重心在兩腿之間；左掌心由裡向外翻轉，掌心朝上，身體稍向左轉，右肘外側稍向前動；面向東北，目視左掌心（圖2-2-109）。

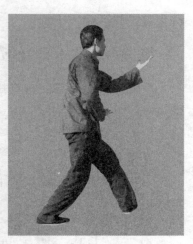

圖 2－2－109

【要點】：

立身中正，手腳協調一致。

第一一〇式　單起腳

上動不停，重心前移至左腳；右腳向前直踢，右掌前伸拍擊右腳尖；左掌心朝上護於左胯旁；面向東，目視右腳尖（圖2-2-110）。

【要點】：

右腳直踢，左腿微屈負重。踢出之勁，發於腰脊，達於腳背腳尖。氣沉而不浮，身正而穩。

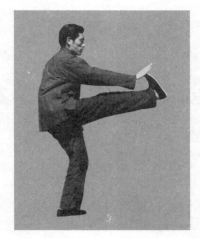

圖2－2－110

第一一一式　退步靠踏掌

右腳向後落步，左腳順勢後撤半步並催身向後坐實；左掌前按，右掌踏按於腹旁；面對東南，目視左掌（圖2-2-111）。

【要點】：

身向後坐移時呈靠勁，而雙掌左上右下前後相錯而出及拉回，右掌呈踏按勁。身、手一定要協調。

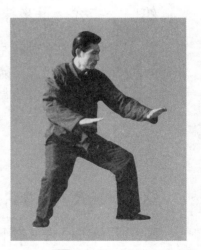

圖2－2－111

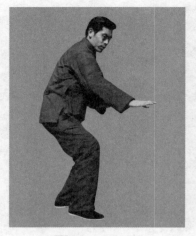 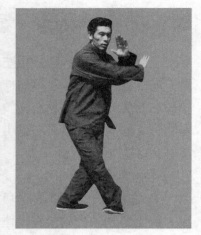

圖 2 - 2 - 112　　　　　　　圖 2 - 2 - 113

第一一二式　退步抹掌

重心稍移向右腳，同時左腳尖畫弧向右腳併靠，再順勢
後撤；右掌穿向左肘上端，隨撤步之勢，雙掌交叉分展，掌
心向下為抹勁，並提右腳隨身勢的後移而後撤，腳尖點地，
左腿負重；面向東南，目視右掌（圖2-2-112）。

【要點】：

退步和抹掌同時進行，貫串一氣。

第一一三式　披身伏虎①

兩臂屈肘畫弧，左掌從下往左側至面部畫弧，右掌由前
往右往前畫弧與左掌相錯，左上右下呈斜立掌；同時，右腳
經左腳內側向右極力橫墊其步，腳跟先著地，重心在兩腿之
間；面向東偏南，目視左掌（圖2-2-113）。

【要點】：

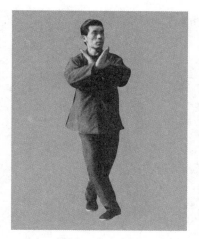

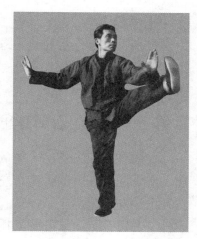

圖 2－2－114　　　　　　　圖 2－2－115

立身中正，兩臂呈弧形環抱，肩不上聳。氣勢凶猛，含神於肌體。

第一一四式　披身伏虎②

上動不停，身右轉使右腿負重，左腳跟自然翹起，腳尖著地；兩掌交叉為十字掌狀，掌指朝上；面向南，目視南偏東（圖 2-2-114）。

【要點】：
意寓左腳。十字手的兩臂呈環形，鬆肩墜肘。

第一一五式　左開飛蹬腳

重心不變，右腿稍屈，全身之力向內收斂，身上聳，兩手左右分開；同時，左腳向東南前蹬，腳跟用力，腳尖朝上。面向南，目視左腳（圖 2-2-115）。

身須直立，不可前俯。蹬
出之勁，發於腰脊，達於腳
跟。

第一一六式　右轉身①

左腳往右前方落扣，並負
重，兩臂屈肘在胸前抄抱，左
臂在上，左掌呈斜立掌，掌心
朝外；右臂在下，掌心朝上托
左肘；面向南，目視前下方
（圖 2-2-116）。

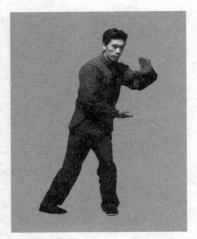

圖 2－2－116

【要點】：

兩臂屈肘抄抱含抱穿之
勁，如「八卦」穿掌勢勁。俯
首而神其中。

第一一七式　右轉身②

身體由左向右轉，使面朝
北（還可以以右腳掌為軸，迅
速向右轉至背朝南）；提右腳
向右撇而橫墊其步，以使左腳
畫弧向右腳邁扣，雙臂撐圓，
腕高與肩平，右手在外，呈斜

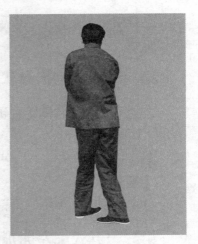

圖 2－2－117

立掌，左掌在裡，掌心朝下；目視下方（圖 2-2-117）。

【要點】：

頭微上頂，下頷稍後收。兩臂環抱時圓滿舒適，沉肩墜肘。

第一一八式　右開飛蹬腳

身體由左稍向右轉，面對東北，左腿負重，膝稍彎曲，全身之力向內收斂；身上聳，兩手左右分開，同時右腳向東南前蹬，腳跟用力，腳尖朝上；目視右腳和掌指（圖2-2-118）。

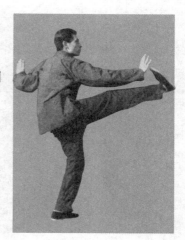

圖2－2－118

【要點】：

身須直正，不可前俯。蹬腳之勁，發於腰脊，達於腳跟。

第一一九式　拗步右顧

右腳向東南落步，腳尖指向右斜角，重心隨之前移；身體以腰為軸向右轉，右手心朝下隨之落在右胯間，左掌由左向前至左胸前；左腳隨身動，面向南，目視右掌，腳跟稍離地（圖2-2-119）。

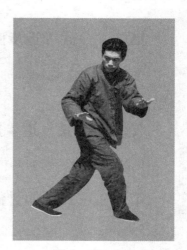

圖2－2－119

【要點】：

鬆腰坐胯，右腿負重。兩臂屈肘呈環狀。

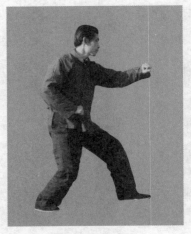
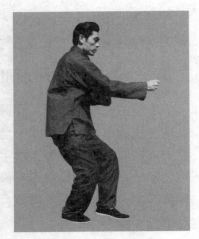

圖 2－2－120　　　　　　　　圖 2－2－121

第一二○式　　進步搬攔捶①

面向東，目視正東。其他動作同第三九式（圖 2-2-120）。

第一二一式　　進步搬攔捶②

同第四○式（圖 2-2-121）。

第一二二式　　如封似閉

同第四一式（圖 2-2-122）。

第一二三式　　抱虎歸山

同第四二式（圖 2-2-123）。

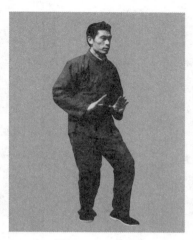

圖 2 – 2 – 122

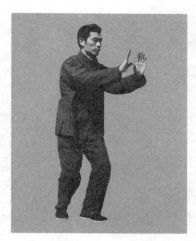

圖 2 – 2 – 123

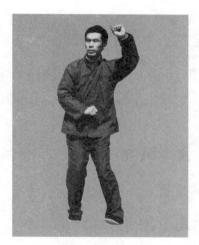

圖 2 – 2 – 124

第一二四式　右伏虎

同第四三式（圖 2-2-124）。

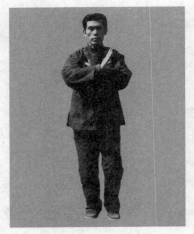
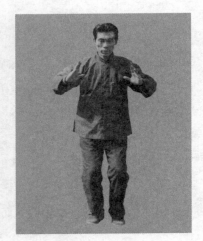

圖 2－2－125　　　　　　　圖 2－2－126

第一二五式　十字手

左拳自額前向下移，右拳由腹向胸移，兩臂環抱，兩掌
相搭呈十字狀；同時，左腳落地負重，右腳向左腳裡側提併
（圖2-2-125）。

第一二六式　開　手

同第二二式（圖 2-2-126）。

第一二七式　合　手

同第二三式（圖 2-2-127）。

第一二八式　右展掌

同第三三式（圖 2-2-128）。

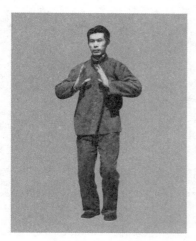

圖 2 - 2 - 127

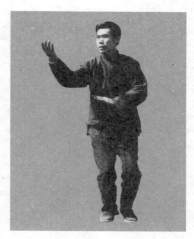

圖 2 - 2 - 128

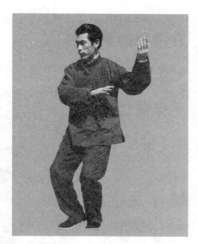

圖 2 - 2 - 129

第一二九式　右摟膝拗步①

同第四八式（圖 2-2-129）。

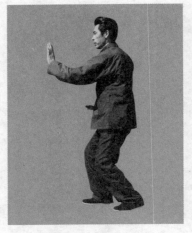

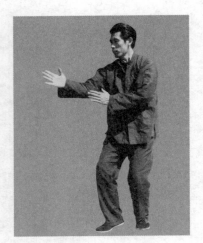

圖 2－2－130　　　　　　　　圖 2－2－131

第一三○式　右摟膝拗步②

同第四九式（圖2-2-130）。

第一三一式　手揮琵琶

同第五○式（圖 2-2-131）。

第一三二式　擠 手①

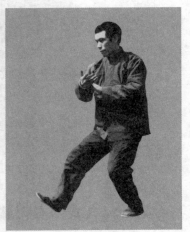

鬆腰坐胯，左腿屈膝負
重，右腳前邁一步，腳跟著
地；雙掌心相對，屈肘回收，
右掌在前，左掌在後；下同第
十五式（圖2-2-132）。

圖 2－2－132

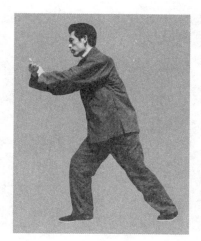

圖 2 - 2 - 133

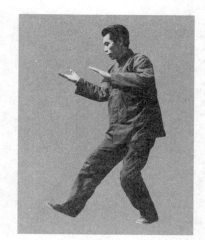

圖 2 - 2 - 134

第一三三式　擠　手②

同第一六式（圖 2-2-133）。

第一三四式　懶扎衣①

同第一七式（圖 2-2-134）。

第一三五式　懶扎衣②

同第一八式（圖 2-2-135）。

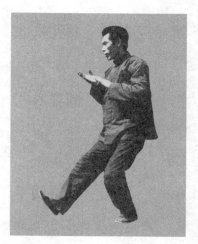

圖 2 - 2 - 135

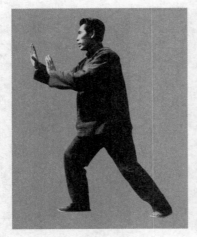

圖 2－2－136

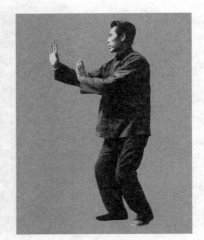

圖 2－2－137

第一三六式　懶扎衣③

同第一九式（圖 2-2-136）。

第一三七式　懶扎衣④

同第二〇式（圖 2-2-137）。

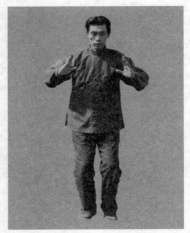

第一三八式　斜位開手

右腳後退與左腳併步負重；下同第二二式，惟面對西南（圖 2-2-138）。

圖 2－2－138

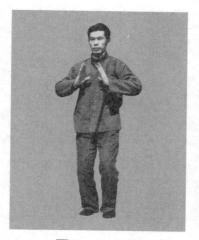

圖 2 – 2 – 139

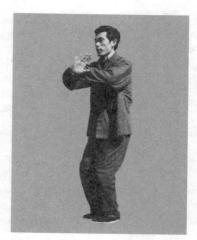

圖 2 – 2 – 140

第一三九式　斜位合手

　　動作與第二三式同，惟面對西南方向（圖2-2-139）。

第一四〇式　斜位十字手

　　步型、方向不變，稍沉腰屈膝；其他同第二一式（圖2-2-140）。

第一四一式　斜單鞭

　　動作與第二五式同，惟面對西南方向（圖2-2-141）。

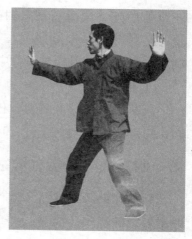

圖 2 – 2 – 141

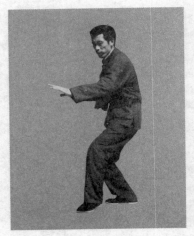
圖 2－2－142

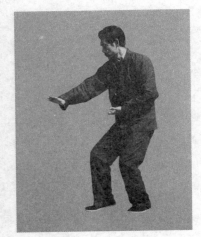
圖 2－2－143

第一四二式　退步左劈掌

右掌弧形收至腹前，掌心朝上，指尖朝左前下；同時，左掌弧形向下與後右掌斜對前出發「抖彈」之勁；左腿負重，右腳經左腳裡側連隨掌動向發力撤步坐實，左腳尖點地。面對西南，目視左掌背中指中節（圖 2-2-142）。

【要點】：

左掌發「抖彈」之勁與右腳發力後撤動作一致；注意後肩不可向前扣使兩肩平行；同時，腰要塌，頭要頂。

第一四三式　退步右劈掌

左掌弧形收至腹前，掌心朝上，指尖朝右前下；右掌與左掌斜對前發出「抖彈」之勁；右腿負重，左腳經右腳裡側速隨掌動向後小撤步，右腳尖點地；面向西偏南，目視右掌

背中指中節（圖2-2-143）。

第一四四式　右後轉身

以腰為軸向左轉至正南，左腳負重；隨轉身之勢右腳跟離地，腳尖點地；兩掌心相對，上下弧形抄抱，左臂在上，左掌呈斜立掌；右臂在下，右掌心朝上托肘；面向南，目視南方（圖2-2-144）。

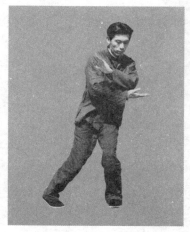

圖2-2-144

【要點】：

右掌心朝上托左肘時，右手拇指有外翻之意。其他要點與第一一六式相同。

第一四五式　野馬分鬃

以腰為軸，身體由南向西轉270°，兩臂相背弧線展開，右手掌心翻向下，左掌高，右掌低，置於右胯側；同時，右腳向右邁墊為橫，連提左腳向右極力扣墊其步；再提右步仍向右橫墊，隨之提左步向右扣步，腳跟著地；面南偏東，目視左掌虎口（圖2-2-145）。

【要點】：

此式如野馬奔馳，兩手分展如馬之頭鬃左右分披。動作樞紐在腰胯，手步開合須與腰胯一致。頭用頂勁，勿偏側。全身舒展，自然活潑。

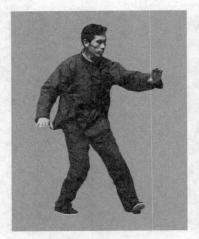
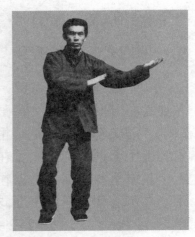

圖 2 – 2 – 145　　　　　　　　圖 2 – 2 – 146

第一四六式　　轉身童子抱瓶

　　左腳踏實並負重，以腰為軸，身稍左轉；右腳隨身轉向左腳跟併，兩腳相距半步，右腳尖偏前著地；左掌向後外翻，掌心朝上，右掌自後向上順時針轉至左胸前，指尖靠近左臂中節上方；目視正南（圖 2-2-146）。

第一四七式　　右拗步採挒

　　以左腳尖為軸，右腳向右橫墊，腳跟先著地，隨上體不斷向右轉，至正東時右腿屈膝半蹲負重；兩掌隨身動的同時變拳，右拳心朝下護右腹，左拳在左前，拳心朝上。目視左拳（圖 2-2-147）。

　　【要點】：

　　右拳行採勁，左臂為挒勁，兩臂相合一力，隨身向右齊

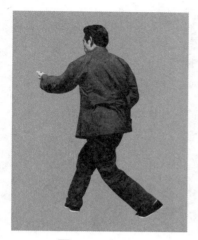

圖 2 - 2 - 147

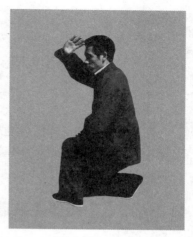

圖 2 - 2 - 148

動，含神於肘節之前臂內側。

第一四八式　懶龍右臥道

屈膝全蹲，右腳全掌著地，腳尖外展，左腳前掌著地，兩腿靠攏貼緊，臀部坐於左小腿接近腳跟處；左拳變掌，掌心朝下，屈肘經頭前畫半圓弧扣按於小腹前；右拳變掌向後經右胯，向上畫弧翻轉至頭前，掌心朝前，掌指朝左側，面向西，目視前方（圖 2-2-148）。

【要點】：

塌腰、坐穩，兩腿靠攏貼緊。屈膝全蹲之際，襠間合住勁，下盤如枯樹盤根。

第一四九式　左拗步採挒

重心升高；左掌變拳，拳心朝下護左腹前，右掌自頭部

下落變拳，拳心朝上；隨重心上升之際，左腳向前橫邁一步，屈膝半蹲負重；面向東稍偏南，目視右拳（圖2-2-149）。

【要點】：

右拳行採勁，右臂為挒勁，兩臂相合一力，隨身向左齊動。含神於肘節之前臂內側。

第一五○式　懶龍左臥道

左腳全腳著地，腳尖外展，右腳前掌著地，兩腿靠攏貼緊，臀部坐於右小腿接近腳跟處；右拳變掌，掌心朝下，屈肘經頭前畫半圓弧扣按於小腹前，左拳變掌，向後經左胯向上畫弧翻轉至頭前，掌心朝前，掌指朝右側；面向西稍偏南，目視前方（圖2-2-150）。

【要點】：

同第一四八式要點。

第一五一式　懶龍鑽天

重心上升；左腳不動，右腳向前橫跨邁出，腳趾朝前，左腳蹬勁呈「弓步」，重心偏右腿；同時，左掌稍下落，隨右腳跨邁向左前伸，右掌自然扣

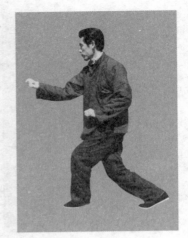

圖 2 – 2 – 149

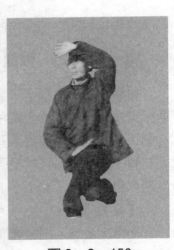

圖 2 – 2 – 150

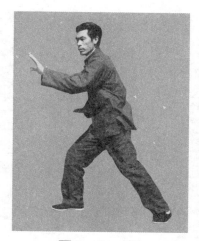

圖 2－2－151

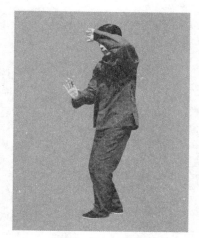

圖 2－2－152

於右胯間（圖 2-2-151）。

【要點】：

左掌前伸結束時似拍皮球狀。成弓步時，要右腿弓，左腿稍繃，含胸，沉髖，前腳尖與後腳跟成一直線。

第一五二式　左玉女穿梭

左腳經右腳裡側向西南前進半步，右腳自然跟進；左臂屈肘，掌心朝前，掌指朝右護於額前；右手向前弧形推出，掌指朝上，掌心吐力；面對西南，目視右手（圖 2-2-152）。

【要點】：

上體中正，手上舉護額不引肩上聳，手前推要與腳前進、腳跟進上下協調（左、右要領相同）。穿梭面向四個斜角，如面南起勢，穿梭方向為西南、東南、東北、西北。

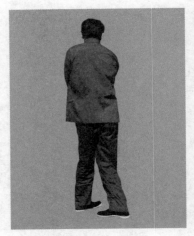
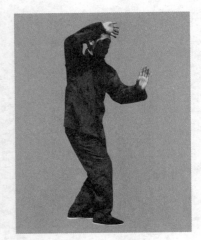

圖 2－2－153　　　　　　　　圖 2－2－154

第一五三式　玉女轉身

　　左腳盡量裡扣，身體右轉面向北；左手下落，掌心朝
下，右手翻至手心向上托左肘尖；目視右掌（圖 2-2-
153）。

　　【要點】：
　　兩手回撤，胸前托抱，鬆腰坐胯。

第一五四式　右玉女穿梭

　　繼續向右轉身，面對東南；右腳往右前方邁落，左腳跟
步至右腳後；右臂屈肘，掌心朝前，掌指朝左護於額前；左
掌向前弧形推出，掌指朝上，掌心吐力；目視左手（圖 2-
2-154）。

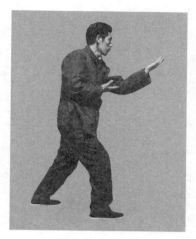

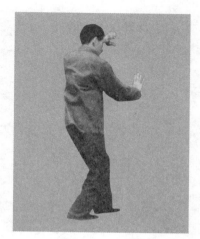

圖 2 - 2 - 155　　　　　　　　圖 2 - 2 - 156

【要點】：
同第一五二式要點。

第一五五式　橫裹穿掌

右腳向前墊邁一步，左腳蹬勁，稍繼；同時，左肘向右翻裹，掌心朝上；右掌自額前下落由外往裡翻，至膻中穴前與左手合住勁，掌心朝上；面向東南，目視左掌（圖 2-2-155）。

第一五六式　左玉女穿梭

左腳經右腳裡側向東北方向前進一步，右腳跟進半步；左手外旋，掌心朝前，掌指朝右護於額前；右手向前弧形推出，掌指朝上，掌心吐力；面向東北，目視右手（圖 2-2-156）。

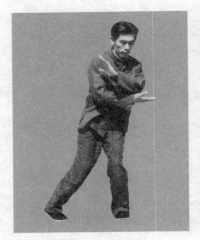

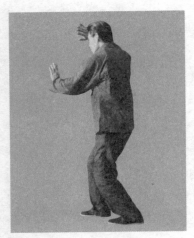

圖 2－2－157　　　　　　　　圖 2－2－158

第一五七式　玉女轉身

身體右轉至面向南，左腳向右極力扣步踏實，右腳隨之
腳跟離地；左手下落，掌心朝右，掌指朝上；右掌虎口外
翻，掌心朝上托左肘尖；目視右掌（圖 2-2-157）。

【要點】：

同第一五三式之要點；另左、右臂如夾物狀，意在護心
房。

第一五八式　右玉女穿梭

動作與第一五四式同，惟面對西北（圖 2-2-158）。

第一五九式　退步掩襠捶

左腳後撤，腳尖外展正對南方，右腳隨之後撤，腳尖點

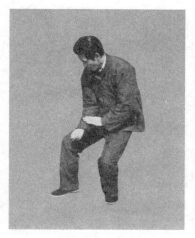

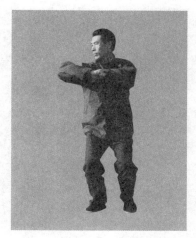

圖 2 - 2 - 159　　　　　　　　　　圖 2 - 2 - 160

地，面向西偏南，兩腳相距半步；同時，右掌變拳，自上而下弧形下落，拳心朝上，呈反背捶，左掌下落護右前臂之裡側；屈膝半蹲，身體重心落於左腿；面向西偏南，目視右拳心（圖 2-2-159）。

【要點】：

當右腳隨之後撤時，上體正直，上體隨右拳下落折腰，沉腰胯。但折腰時，頸脊到腰脊仍保持成直線。兩肘微屈。

第一六〇式　橫向翻肘

身體向左轉至正南；左腿負重向右正前方蹬勁，右腿被催向右正前方進步負重，左腳尖著地，兩腳相距半步；同時，向上前翻其右肘擊進，右臂與肩略平，右拳心朝下，左手仍為掌扶按於右肘彎處；目視肘之前方（圖 2-2-160）。

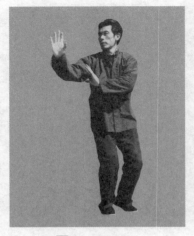
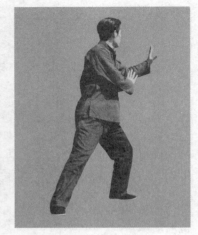

圖 2－2－161　　　　　　圖 2－2－162

【要點】：

上體正直，鬆腰坐胯。兩臂呈弧形。

第一六一式　雲 手①

身體重心上升，左腳向右腳併攏，腳尖點地；同時，右臂向右橫展為立掌，左掌自原處向下扣落；下同第九三式（圖 2-2-161）。

第一六二式　雲 手②

同第九四式（圖 2-2-162）。

第一六三式　雲 手③

同第九五式（圖 2-2-163）。

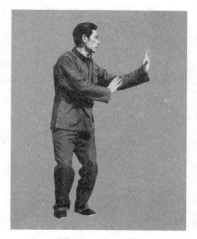
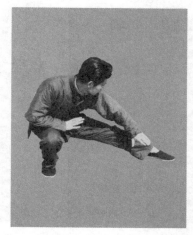

圖 2－2－163　　　　　　　　圖 2－2－164

第一六四式　雲手下勢

身體稍右轉至南，右腳向右橫邁成馬步，重心移至右
腿，並彎曲下蹲；左腳掌為軸，腳跟外蹬，左腿微屈；同
時，左手隨轉身動作從上至右下收右肩前，隨之下落（掌心
向下），順左腿內側向前穿出；右掌稍向下移至小腹部位，
掌心向下；目隨掌視（圖 2-2-164）。

【要點】：

腿臂之伸屈，與身之起落一致。坐身時，脊骨直立，不
能彎曲，兩腳平著地面，後腳跟不離地，前腳尖勿上翹。

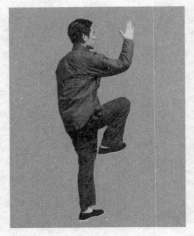
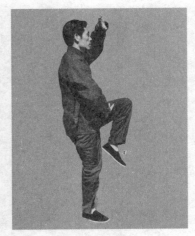

圖 2－2－165　　　　　　　　圖 2－2－166

第一六五式　左金雞獨立

左腳尖外撇，身漸左轉至面向東，重心漸移至左腿，上
體前移而起，右手向前弧形上托至右額側，手指朝上，掌心
朝左；同時，右腿屈膝上提，至膝蓋與右肘相對為度，右腳
尖上翹；左腿直立，左手下按於左胯側（圖2-2-165）。

【要點】：

此式單腿而立，身重寄於一腳，故要穩妥正直，手腳起
落，尤要一致。運動樞紐，全在腰頂。上提之腿，為使力貫
於膝，必腳尖上翹。左腿直立時不宜用力挺直。

第一六六式　右金雞獨立

上動不停，右腳向前踏步；同時折腰，左腿下蹲並隨之
向上提膝，右腿直立；左手自左胯向前上翻裹，高與頭齊，

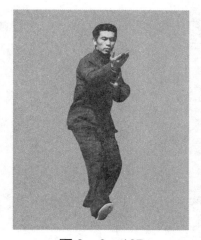

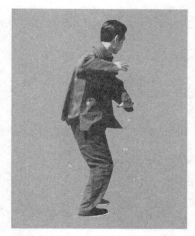

圖 2－2－167　　　　　　　　圖 2－2－168

掌心朝外，掌指朝右；右掌落扣按於小腹前，掌心朝下，掌指向左；面向東，目視前方（圖2-2-166）。

【要點】：

同第一六五式之要點。

第一六七式　換　式

左腳向左後（西北）撤負重，右腳尖上翹；右掌向右前穿伸，迎左掌下落之勢，兩臂螺旋裏勁，兩掌心均朝上，左掌置於右臂彎處；下同第六四式（圖2-2-167）。

第一六八式　右式倒攆猴①

同第六五式（圖2-2-168）。

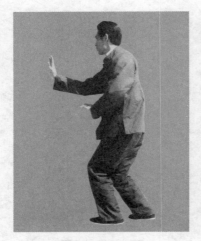
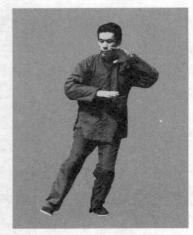

圖 2－2－169　　　　　　　圖 2－2－170

第一六九式　右式倒攆猴②

同第六六式（圖 2-2-169）。

第一七〇式　左式倒攆猴①

同第六七式（圖 2-2-170）。

第一七一式　左式倒攆猴②

同第六八式（圖 2-2-171）。

第一七二式　提手抱

同第六九式（圖 2-2-172）。

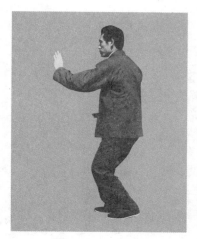

圖 2 - 2 - 171

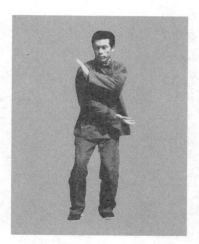

圖 2 - 2 - 172

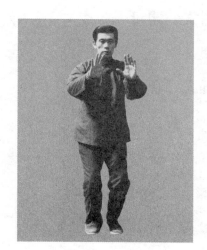

圖 2 - 2 - 173

第一七三式　白鶴亮翅

同第二九式（圖 2-2-173）。

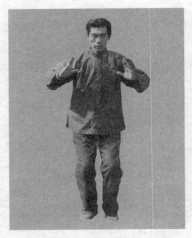 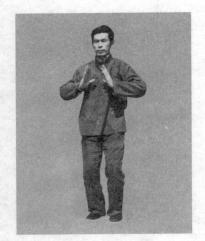

圖 2 - 2 - 174　　　　　　圖 2 - 2 - 175

第一七四式　開　手

同第二二式（圖 2-2-174）。

第一七五式　合　手

同第二三式（圖 2-2-175）。

第一七六式　左展掌

同第三二式（圖 2-2-176）。

第一七七式　右展掌

同第三三式（圖 2-2-177）。

第一七八式　左摟膝拗步①

同第三四式（圖 2-2-178）。

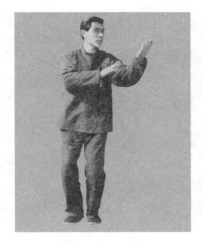

圖 2 - 2 - 176

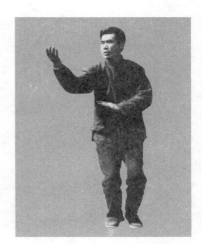

圖 2 - 2 - 177

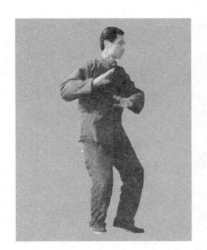

圖 2 - 2 - 178

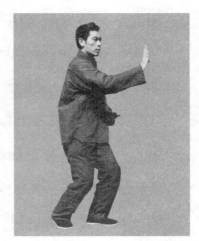

圖 2 - 2 - 179

第一七九式　左摟膝拗步②

同第三五式（圖 2-2-179）。

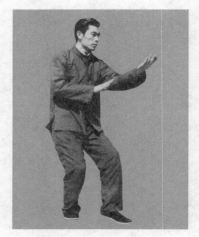

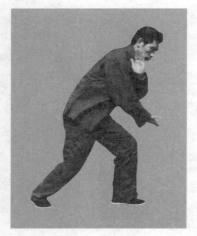

圖 2－2－180　　　　　　　　圖 2－2－181

第一八〇式　獅子滾球

同第三六式（圖 2-2-180）。

第一八一式　弓探勢

同第七八式（圖 2-2-181）。

第一八二式　右手展翅

同第七九式（圖 2-2-182）。

第一八三式　海底針

同第八〇式（圖 2-2-183）。

第一八四式　三通背

同第八一式（圖 2-2-184）。

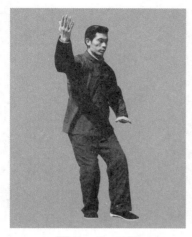

圖 2 - 2 - 182

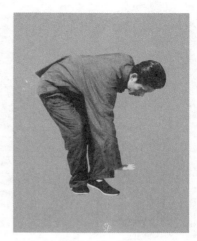

圖 2 - 2 - 183

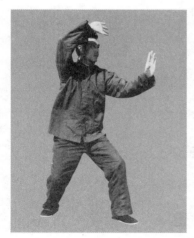

圖 2 - 2 - 184

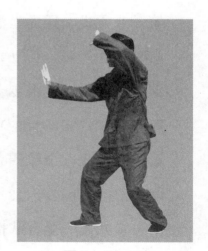

圖 2 - 2 - 185

第一八五式　翻身三通背

同第八二式（圖 2-2-185）。

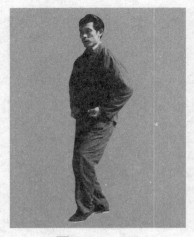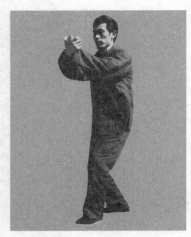

圖 2 - 2 - 186　　　　　圖 2 - 2 - 187

第一八六式　猛虎坐洞

同第八三式（圖 2-2-186）。

第一八七式　進跟步十字拳

同第八四式（圖 2-2-187）。

第一八八式　金雞獨立

同第八五式（圖 2-2-188）。

第一八九式　雙合掌推進

同第八六式（圖 2-2-189）。

第一九〇式　望眉展甲

同第八七式（圖 2-2-190）。

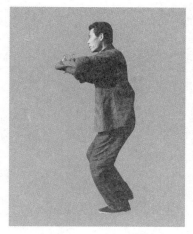

圖 2 – 2 – 188

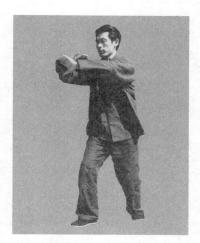

圖 2 – 2 – 189

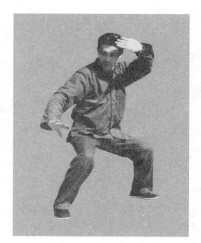

圖 2 – 2 – 190

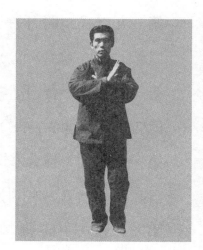

圖 2 – 2 – 191

第一九一式　十字手

同第二一式（圖2-2-191）。

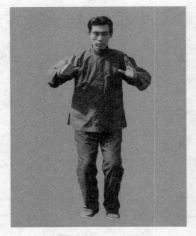

圖 2 - 2 - 192

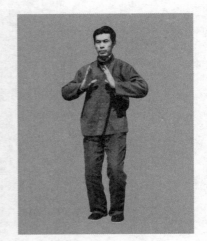

圖 2 - 2 - 193

第一九二式　開 手

同第二二式（圖 2-2-192）。

第一九三式　合 手

同第二三式（圖 2-2-193）。

第一九四式　橫合掌

同第二四式（圖 2-2-194）。

第一九五式　單 鞭

同第二五式（圖 2-2-195）。

第一九六式　雲 手①

同第九三式（圖 2-2-196）。

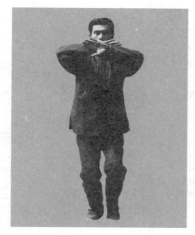

圖 2 – 2 – 194

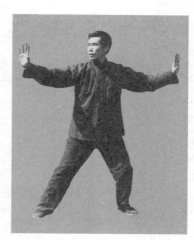

圖 2 – 2 – 195

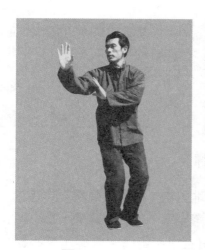

圖 2 – 2 – 196

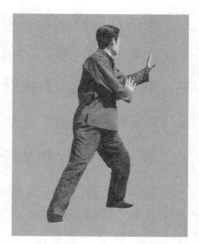

圖 2 – 2 – 197

第一九七式　雲 手②

同第九四式（圖 2-2-197）。

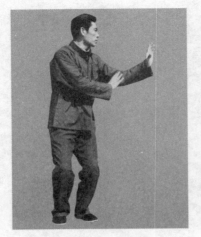

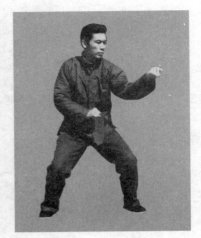

圖 2－2－198　　　　　　　　圖 2－2－199

第一九八式　雲 手③

同第九五式（圖 2-2-198）。

第一九九式　右掩肘

同第九六式（圖 2-2-199）。

第二〇〇式　扣掌抖彈

左腳向左後方撤一大步落地負重，面向東偏南；同時右腳尖點地，兩腳相距半步；左拳變掌，落於心窩下，掌心朝上；右拳變掌，掌心朝下，由右往左畫弧回收與左掌心相對，右高左低，兩臂呈環抱式，在開、合過程中發出抖彈勁；目視前下方（圖 2-2-200）。

【要點】：

鬆腰坐胯，立身中正安舒；抖彈時，抖彈幅度在 15 公

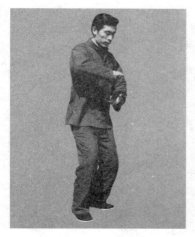
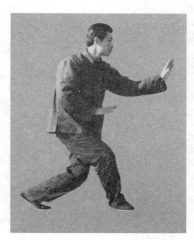

| 圖 2－2－200 | 圖 2－2－201 |

分左右。

第二〇一式　向右擺左掌

右腳向前邁墊，腳尖外展，左腳跟稍離地與前腳跟相對，兩大腿如剪子股，身體稍右轉至東南方向；左掌隨身體轉動向右前畫弧，掌心朝東南；右掌由上往裡旋，掌心朝下落於臍前；目視左手食指（圖2-2-201）。

【要點】：

左掌向右前畫弧要握住勁，至東南方向；右腕跟著發坐塌勁；兩大腿呈剪子股時，腿內側要帶勁。

第二〇二式　扣步抱球

身體右轉至向南，左腳向右邁扣，與右腳成倒八字；同時，左掌心朝下稍往右畫弧；右掌心由下往上旋，掌心朝

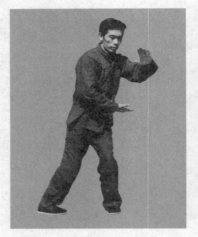 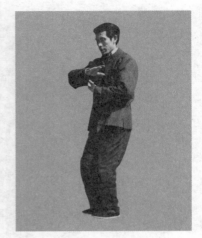

圖 2 - 2 - 202　　　　　　　圖 2 - 2 - 203

上；兩掌相對如抱球狀；目視前下方（圖 2-2-202）。

　　【要點】：

　　扣步、轉身、抱球時，手、腳要協調。

第二○三式　右轉身扣合掌

　　身體繼續右轉至正西，撤右腳與左腳相併，兩腿負重；左掌心由下往上旋向左畫弧，右掌向右自下而上畫弧，兩掌畫弧經身前轉扣至中脘，掌心相對，右掌在上、左掌在下；目下視（圖 2-2-203）。

　　【要點】：

　　掌心相對時，要含勁微停，俯首下視似察目標。

第二○四式　十字擺蓮腿

　　重心移於左腿，右腳跟先離地，後漸提膝，腳尖上翹；

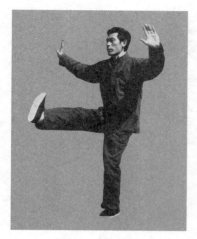
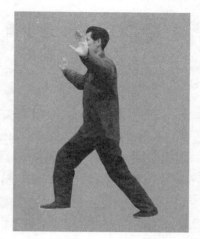

圖 2 – 2 – 204　　　　　　　圖 2 – 2 – 205

左掌向前上翻轉，兩手合抱於胸前，右手在外，手心均向裡，成十字手式；然後兩臂向左右分開，手心轉向外；右腳由左向右前擺，蹬發抖彈勁；面向西，目視前方（圖2-2-204）。

【要點】：

左腿負重，身體要穩，右腿要平，蹬腳力在腳跟，腳向正西。

第二○五式　十字落腿

上動不停。右腳向正西邁落並負重，兩掌不變；目仍前視（圖2-2-205）。

【要點】：

右腳向前邁落時要防止上體前撲；落步要輕，兩掌撐勁不丟。

第二〇六式 進步指襠捶

左腳往西偏南邁一步，腳尖外展對南；右腳向西邁一步，腳尖裡扣對南，重心放在兩腿之間；同時，兩臂向體側弧形下落，兩掌變拳落於臍間，右拳心朝上，向西偏南緩緩伸出，左拳心向下護臍前；面向南，目視右拳（圖 2-2-206）。

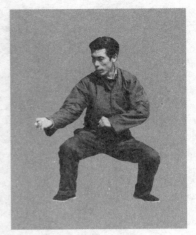

圖 2－2－206

【要點】：

兩拳之間似有拉勁。裹膝，腳跟外蹬。運脊力於右拳，頭頂勁而勿俯，背欲拔而不屈，與栽捶之意差不多，只是發拳之點不同，栽捶是向下栽擊，此捶是向前下直指。

第二〇七式 躍身抖彈捶

隨即雙腳蹬地跳起，身體騰空而以抖彈之勁齊落原方位；右拳隨身體騰空屈肘，拳心由上往裡、往下旋至拳心朝下擊發之，左拳心護臍不變；面向南，目仍視前拳（圖 2-2-207）。

【要點】：

蹬地使身體騰空時，要有提頂拔（吸）腰向上躍身狀，前、後拳似用勁互拉；身勢似張弓射箭狀。

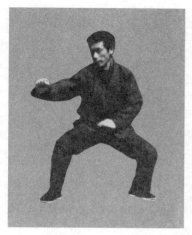
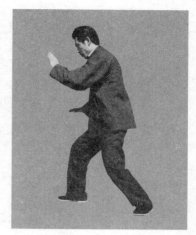

圖 2－2－207　　　　　　　　圖 2－2－208

第二○八式　　白蛇吐信①

身向右轉至正西，右腳向右前方墊邁，重心移向右腿，
弓右腿，蹬左腿，左腳尖裡扣，成右弓步；同時，右拳變
掌，隨轉體向前弧形下撤至右腰前，掌心朝下；左拳變掌，
掌指朝上，經右前臂裡側上方向前推出；目向前平視，並觀
及左掌前推（圖 2-2-208）。

【要點】：

手、腿之動，要以腰脊為樞紐。

第二○九式　　白蛇吐信②

上動不停。右腳向前墊步，左腳順勢跟步；右掌向前上
穿為立掌，掌心朝前；左掌往右弧形下扶右掌根；面向西，
目向前平視（圖 2-2-209）。

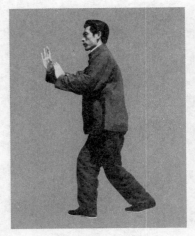
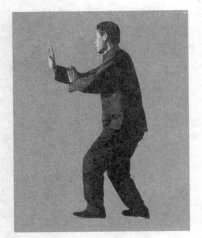

圖 2－2－209　　　　　　圖 2－2－210

【要點】：

右腳墊邁時，注意右腳尖正對前方，不外撇。

第二一○式　白蛇吐信③

左腳向前方跨一步，右腳跟蹬催身向前；兩掌形不變，向前弧形推發；借發之勁，後腳跟進，以繼勁源；面向西，目平視（圖 2-2-210）。

【要點】：

前後腳的橫向距離約兩拳寬。

第二一一式　虎坐洞

左掌前伸扶於右掌之背，兩掌心均朝下，屈肘變拳，收至腹前勒住勁，拳心向上；同時，向後撤右腳負重，左腳隨撤半步；面向西，目視前方（圖 2-2-211）。

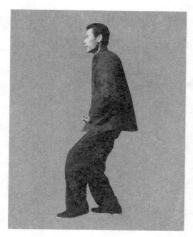
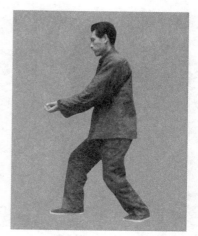

圖 2－2－211   圖 2－2－212

【要點】：

上體勿前俯後仰，胸部要寬鬆舒展，變拳至腹前要一氣勒住勁。

第二一二式　虎出洞

方位不變，左腳向前橫墊半步踏實負重，依此腳之蹬勁催右腳跨邁向前，並再跟其後，以續勁源；變拳心與後腳合勁，自下向前上托起發之；目視雙拳托發（圖 2-2-212）。

【要點】：

勢如猛虎，鬆腰坐胯，立身中正。

第二一三式　擠　手①

右腳向前邁墊半步，腳尖上翹；同時，右拳變掌，向前上掤之，掌心向內，左掌變斜立掌，扶於右前臂之內關；目

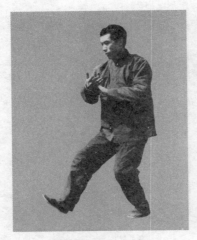
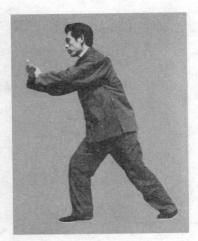

圖 2 - 2 - 213　　　　　　圖 2 - 2 - 214

視兩掌（圖 2-2-213）。

第二一四式　擠　手②

同第一六式（圖 2-2-214）。

第二一五式　懶扎衣①

同第一七式（圖 2-2-215）。

第二一六式　懶扎衣②

同第一八式（圖 2-2-216）。

第二一七式　懶扎衣③

同第一九式（圖 2-2-217）。

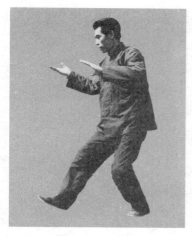

圖 2－2－215

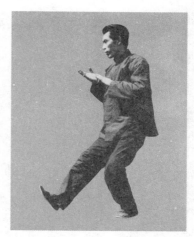

圖 2－2－216

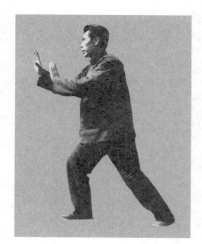

圖 2－2－217

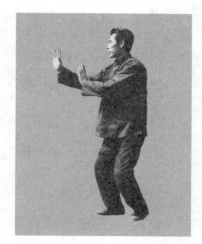

圖 2－2－218

第二一八式　懶扎衣④

同第二〇式（圖 2-2-218）。

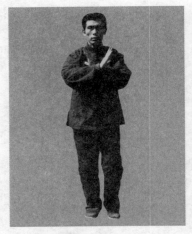 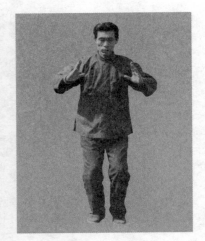

圖 2－2－219　　　　　　　圖 2－2－220

第二一九式　十字手

同第二一式（圖 2-2-219）。

第二二〇式　開 手

同第二二式　（圖 2-2-220）。

第二二一式　合 手

同第二三式（圖 2-2-221）。

第二二二式　橫合掌

同第二四式（圖 2-2-222）。

第二二三式　單 鞭

同第二五式（圖 2-2-223）。

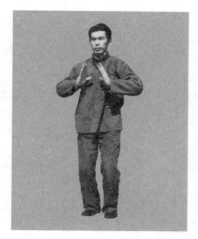

圖 2－2－221

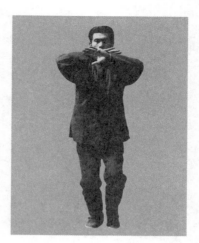

圖 2－2－222

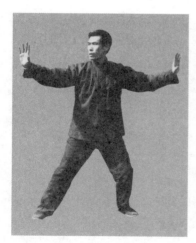

圖 2－2－223

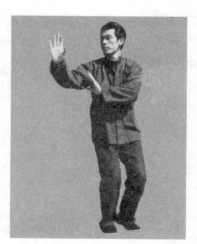

圖 2－2－224

第二二四式　雲 手①

同第九三式（圖 2-2-224）。

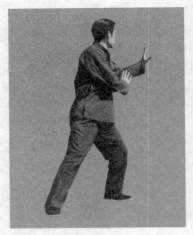

圖 2 - 2 - 225

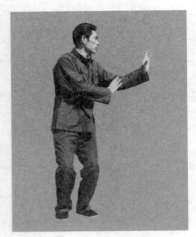

圖 2 - 2 - 226

第二二五式　雲手②

同第九四式（圖 2-2-225）。

第二二六式　雲手③

同第九五式（圖 2-2-226）。

第二二七式　掌下藏右捶

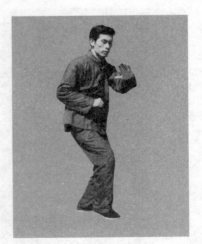

圖 2 - 2 - 227

左腳後撤負重，右腳隨之而撤，腳尖點地；同時，左掌心朝下，弧形落至胸際；右掌變拳，拳心朝下落於右肋間；面向東南，目視前方（圖 2-2-227）。

【要點】：

塌腰，身體中正，右拳蓄勁呈待發狀。

第二二八式　馬蹄進右捶

蹬左腳，催右腳前進半步；同時，右拳自下向前上擊出；左掌變拳，拳心朝下按，落於臍下；面向東南，目視前拳（圖2-2-228）。

【要點】：

上體正直，鬆腰，鬆胯，右臂勿伸直。

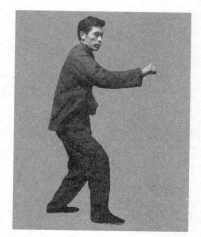

圖2－2－228

第二二九式　掌下藏左捶

身體左轉至東北方向，右腳往後經左腳裡側後撤負重，左腳隨之而撤，腳尖點地；同時，右拳變掌，掌心朝下，向左畫弧置於胸際；左拳置於左肋間；目視前方（圖2-2-229）。

【要點】：

塌腰，身體中正，左拳蓄勁呈待發狀。

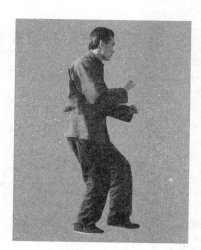

圖2－2－229

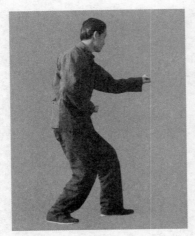 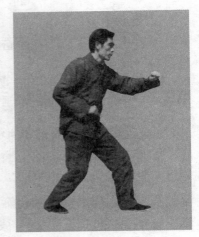

圖 2－2－230　　　　　圖 2－2－231

第二三○式　馬蹄進左捶

隨即向東北進身發左拳；右掌變拳，收至右腰前；目視左拳（圖 2-2-230）。

第二三一式　掛中拳①

身體稍右轉至東，左腳向前墊步；左拳隨身右轉向前貫，拳心朝下；屈膝坐胯，左腿弓，右腿蹬；目視前左拳背（圖 2-2-231）。

【要點】：

兩腿弓，蹬腿時，要全身蓄勁，以備待發。

第二三二式　掛中拳②

上動不停。右拳自下而上向前弧形發出，伴抖彈勁，拳

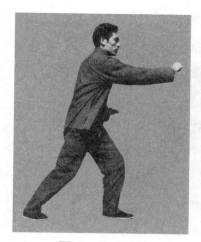
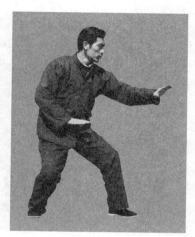

圖 2 - 2 - 232　　　　　　　　圖 2 - 2 - 233

心朝下，方位不變；目視前方（圖 2-2-232）。

　【要點】：

所發之右拳其臂直而勁蓄。

第二三三式　　下勢捋按

　身體稍右轉至南，雙腳跟隨之轉動，兩腿負重如騎馬勢；同時，兩拳變掌，相合一力，自上向右下捋按，雙掌心朝下；目視左掌（圖 2-2-233）。

　【要點】：

兩臂隨腰捋按，按時身體須正直轉體，勿前俯後仰或搖晃，在於「上下相隨」「不先不後」。

第二三四式　　斜飛勢

　右手翻轉向前，畫一圓圈向左腕下落，約至左腕時，左

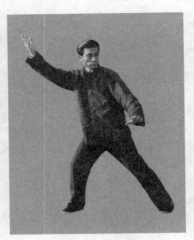

圖 2 – 2 – 234

手從右腕上換過，使兩掌心相對，左上右下；同時，撤回右
步於左腳側，左腳尖裡扣，右步即向右後斜方踏出一步，身
體右轉，右腿前弓負重，左腿後蹬勁不丟；右手向右上方，
左手斜向下方分展；面向南，目視左手食指（圖 2-2-
234）。

【要點】：

力求勁之連綿不斷，轉換輕靈，手腳動作以腰帶領，尤
重運動於腕，兩掌合抱時須含掤意。右掌向右後上方挒出要
勁起於腳，發於腿，主宰於腰，通於脊背，由肩到肘，由肘
到手，節節貫穿，身、手、步協調一致，右臂挒出要微屈。

第二三五式　扣提雙掌

身體左轉至東，右腳以腳跟為軸，腳尖裡扣負重，折腰
蹲身，左腳隨之後撤而腳尖點地，兩腳相距半步；右掌自右

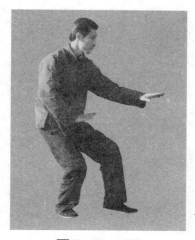
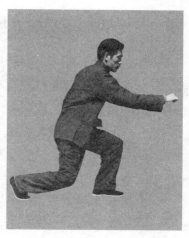

圖 2－2－235　　　　　　　　圖 2－2－236

上往右下翻扣於右胯前，掌心朝下，左掌微上提；目視左掌指（圖2-2-235）。

【要點】：

折腰時，頸脊到腰脊保持成直線，勿弓背，左掌微上提含撩勁。

第二三六式　下勢撩握拳

方位不變，左步向前邁踏並負重，後腿隨之屈膝半跪，腳尖著地；同時，兩掌變拳，拳心均朝下，左拳屈肘回落於左胯前，右拳前伸，右臂微屈；目視右拳前方（圖2-2-236）。

【要點】：

身體勿前俯後仰。兩臂微屈不挺直，以肩力送右拳。

第二三七式　下勢獨立撩

方位不變，右腳向前跨步踩腳，落地負重；提左腳於右腳旁，兩拳變掌，前後互換抖動出、回，左掌坐腕，手指向前，右掌於後按勁；目視左掌指（圖2-2-237）。

【要點】：

要全身提貫，四肢齊振，發全身抖彈之勁力。

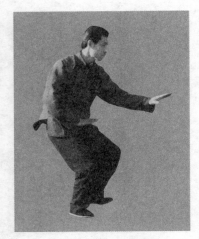

圖 2－2－237

第二三八式　上步七星

方位不變，左腳向前邁落一步負重；右腳上提併於左腿內側與膝相貼；同時，左掌向上弧穿至喉前為立掌，掌指與鼻、口齊；右掌亦前上穿，稍高於左掌指，併於前方（或前後交叉成「十字掌」）；目視前掌指（圖2-2-238）。

【要點】：

身手與步須一致，左足負重要能運用脊力，達於兩臂。

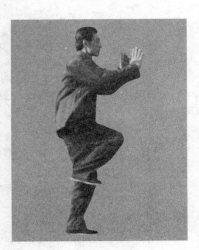

圖 2－2－238

前後掌交叉成「十字掌」時，兩肩切不可因兩掌交叉而向上聳或鎖住。

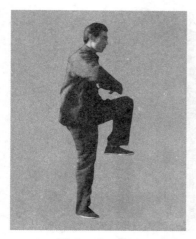
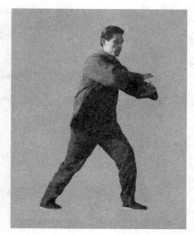

圖 2 - 2 - 239　　　　　　圖 2 - 2 - 240

第二三九式　　下步跨虎

　　方位不變，右腿向右撤落，與前腳成 45°角；隨即右掌
向右畫弧，經右耳側向前下至胸前，迎左膝上提向裡旋轉，
掌心朝下，扣按於胸前；左掌隨四肢齊動下落扣按左胯旁；
眼神注於兩掌扣按（圖2-2-239）。

　　【要點】：
　　上體正直，勿前傾後仰。臂要呈弧形，曲蓄而圓滿。

第二四〇式　　右轉角擺蓮①

　　向右前邁左腳至東南踏實弓步負重，頭和身體均轉向
右；同時，左掌自下而前上弧形迎右掌而動，右掌扶按於左
掌背；面向東南，目視前右方（圖2-2-240）。

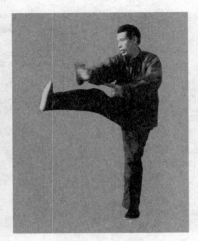

圖 2 – 2 – 241

【要點】：

左腳向右扣邁至東南，踏實負重時身體不可搖晃，要立身中正，但腰要放鬆。

第二四一式　右轉角擺蓮②

上動不停。身體右轉至西南方向，左腿屈膝坐實，右腳向前踏；同時，以左腳為軸，右腿向右上方弧形外擺，膝部自然微屈，腳高不超過肩；兩掌隨右腿之右擺向右外擺，掌心均朝下；目視兩掌（圖 2-2-241）。

【要點】：

此式身體旋轉，狀若旋風，用勁在小腿而不在腳。右腿擺蓮，要用腰來帶動右腿外擺，腿部微屈，腳的高度不超過肩。

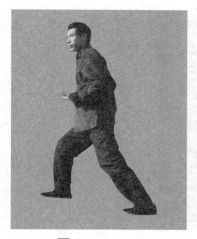
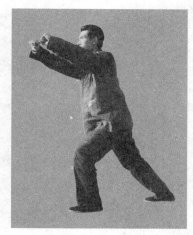

圖 2 – 2 – 242　　　　　　　圖 2 – 2 – 243

第二四二式　轉角擺蓮落步

右腿向右前方（正西）落下成右弓步負重；兩掌虛握為
拳，拳心朝上，向後勒抱於腹臍間；面向西，目視西南（圖
2-2-242）。

第二四三式　雙峰貫耳

左腳經右腳裡側前邁踏實成左弓步；同時，兩拳裡扣，
拳心朝下，雙拳自下向前上方貫擊，拳高與額齊，兩臂內彎
成橢圓形；面向西，目視兩拳之際（圖2-2-243）。

【要點】：

兩拳從側方貫擊兩耳，一定要敏捷如風，左腿前弓，右
腿蹬直，並與左弓步協調一致。

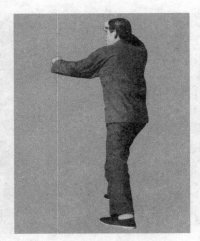

圖 2－2－244

第二四四式　彎弓射虎

　　身體自右漸轉至西北方向；右腳經左腳裡側向右前邁落成前弓腿，後腿蹬直呈右弓步；屈兩臂，由左下落向右運行，自左腰際經臍間至右腰旁，上身略向右前傾；同時，兩臂翻轉上舉，右臂與肩、肘平，覆拳（虎口向下）近右腮，指向左前方，勢如持箭；左臂屈肘近脇，舉拳打出，拳心朝下，高與胸平，勢如握弓，兩拳隨向右下方略旋而前伸，右上左下，兩拳相對；眼神觀及左拳打出（圖 2-2-244）。

　　【要點】：

　　腰為此式運動樞紐，兩臂運行，身須隨之，雙拳前擊，暗含螺旋之動。身雖前傾，但不失中定，應避免身體前傾、右肘上抬和肩部上聳。

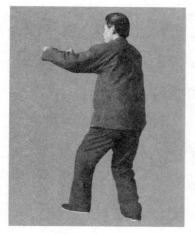
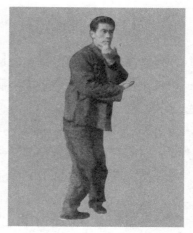

圖 2 - 2 - 245　　　　　　　圖 2 - 2 - 246

第二四五式　雙撞捶

繼續移動重心於右腿；雙拳虛握如勾，由前上向右下落至臍間，雙拳心朝下，相合一力，向前上齊發，高與胸平；落拳時，左腳經右腳內側向前邁，右腳隨前跟，以續其勁與拳同發之；目視兩拳中間（圖 2-2-245）。

【要點】：
同第二四四式要點。

第二四六式　回　身

以腰為軸身體右轉至東南方向，左腳向右邁扣，與右腳成 45°角，雙膝相對；同時，兩拳變掌，左臂向自身折裏而回，掌心朝內，與口相對；右掌向下弧形移動外翻，掌心朝上穿插於左肘下方；目視東南（圖 2-2-246）。

第二四七式　陰陽混一

　　隨即身體右轉至南，右腳向右後弧形撤落負重，與前腳成 45°角，左腳尖上翹；同時，兩掌根平胸翻轉為十字架，左掌在前，右掌在後；目視兩掌中間（圖 2-2-247）。

　　【要點】：

　　上下相隨，同時動作，兩臂呈環形，不可聳肩抬肘。

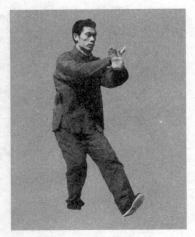

圖 2 - 2 - 247

第二四八式　無極還原

　　兩掌外翻，左右分開，手心向下，徐徐落於兩腿外側；左腳向後與右腳並距一拳之隔，兩腿負重；目平視正前（圖 2-2-248）。

　　【要點】：

　　練習深呼吸片刻，意想四肢之氣息歸於中丹田，稍守片刻，徐徐散步收功。

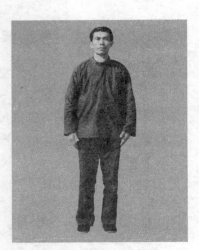

圖 2 - 2 - 248

第三節 太極內功養生拳路線圖

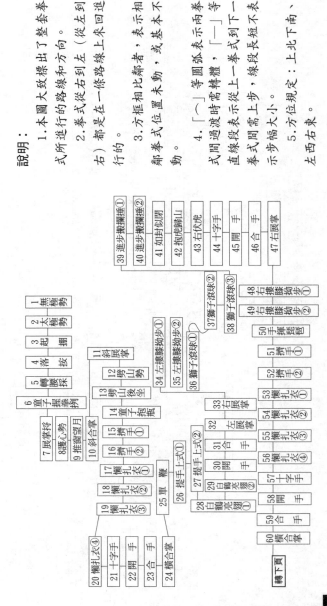

說明：

1. 本圖大致標出了整套拳式所進行的路線和方向。

2. 拳式是在一條路線上來回進行的（從左到右）都是從右到左，從左到右。

3. 方框相比鄰者，表示相鄰拳式位置未動，或基本不動。

4. 「⌒」等圓弧表示兩拳式間過渡時需轉體，「—」等直線段表示從上一拳式到下一拳式間需上步，線段長短不表示步幅大小。

5. 方位規定：上北下南、左西右東。

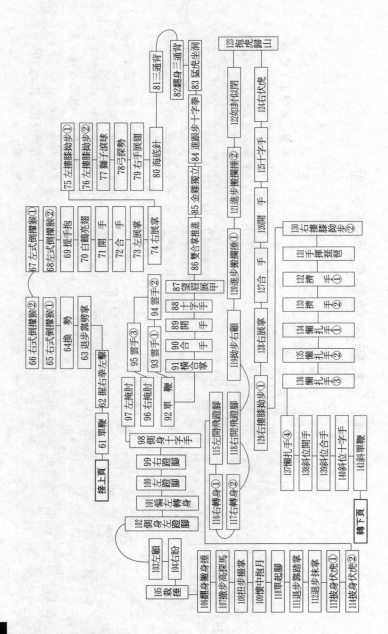

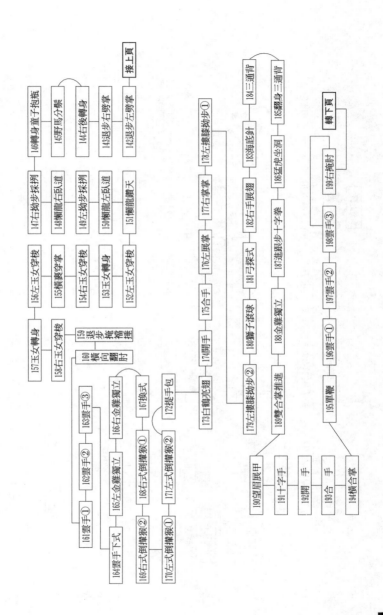

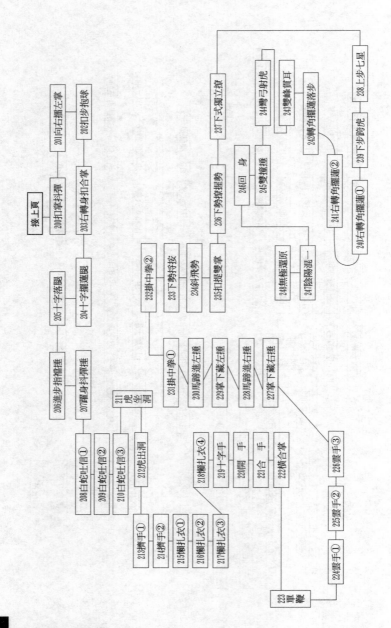

第 **3** 章

太極混元功

　　本功法集諸家太極功夫之長，短小精悍，深入淺出，易於體鬆內靜而得氣；本功以先天為築基，後天為輔助，勁順而氣暢，有助於發功療病，對增智提神，內外氣體之交換，有自行按摩通絡之妙用，對各種慢性疾病皆有較佳療效；本功以臍為中，上虛下實，降濁（陰）升清（陽），體之陰陽相合，其息自調，心腎交泰，以太極之體行拳作勢，具太極之精髓。

第一式　無極勢

　　面向南方，併步鬆靜站立；兩臂自然下垂；目視前方（圖 3-1）。

【要點】：

　　內靜無念，身法中正平和，輕靈，頂頭懸，勢含預動。

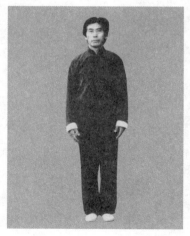

圖 3－1

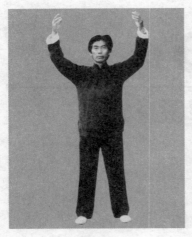
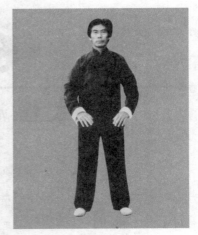

圖 3－2　　　　　　　　　　圖 3－3

第二式　降陰升陽

①兩手外翻，向前上方弧形舉至頭上尺許，手心向下，氣貫百會（圖 3-2）。

②微屈兩膝，沉腰下勁，兩手下扣落至腹前，虎口相對，抱氣歸丹（圖 3-3）。

【要點】：

身軀挺拔而圓滿，視而不見，凝神靜氣，雙手抱天之氣，以勞宮及十指向百會貫氣至滿感；氣自百會→中丹田→會陰→湧泉，降陰、升陽，虛心實腹，構成體之陰陽相合。

第三式　太極勢

兩手下垂，開左步，與肩同寬，腳尖向前；目平視（圖 3-4）。

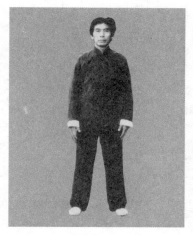

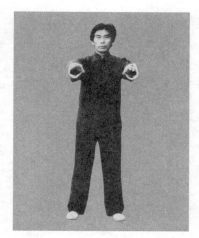

圖 3 - 4　　　　　　　　圖 3 - 5

【要點】：

　　以臍為中心，上虛下實，即體之陰陽相合。以太極之體行拳作勢，勢由內及外，內外統一，一片神行……

第四式　掤按式

　　①兩手向前上含掤勁至肩，十指屈。手心向下，掌心含吸氣之意（圖3-5）。

　　②屈膝下腰，兩手按至胯前側，塌腕揚指，提頂吊襠，呼吸自然（圖3-6）。

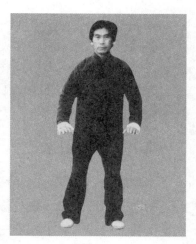

圖 3 - 6

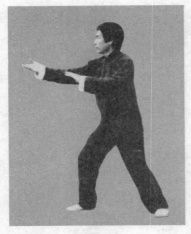
圖 3－7

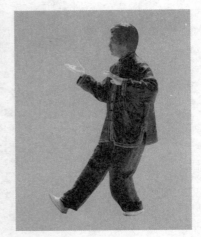
圖 3－8

【要點】：

掤時意在手背，掌指含吸意；定之際，意在前指。整體之動基於丹田，其氣充，四肢膨。

按時以降氣而帶身，至兩腳湧泉穴；腳掌著地，如象之蹄；頂天立地，含天人合一之勢。

第五式　懶扎衣

①身體微向右轉，重心移至左腳，右腳向右方邁步，腳跟先著地，然後踏實，重心移至右腿；兩手隨身自下而前上雲動，前手為陽，後手扣於右肘間，距肘 3 寸許，目視食指（圖 3-7）。

②上動不停。回坐身勢，重心移至左腿，左腿屈膝，右腳腳尖翹起；含胸拔背，氣沉丹田；雙手亦隨身回抱相合而吸蓄（圖 3-8）。

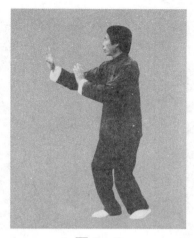

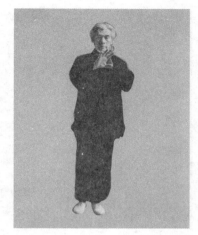

圖 3－9　　　　　　　　　　圖 3－10

③隨即，右腳踏實，左腳上步提後跟，距右腳跟 6 寸許；雙手隨身勢一氣向前上推出，左手置於右肘間；目視右手（圖 3-9）。

【要點】：

以腰為軸，以氣為動能：①運行猶如水阻；②蓄勁至腳，物極自返；③氣達指梢，有治病之功效。

第六式　十字手

以腰為動軸，向左前方轉動，左腳腳尖外展，右腳腳尖內扣；手搭十字形，左手在右手上（圖 3-10）。

【要點】：

含神和蓄勁於內，以待發。

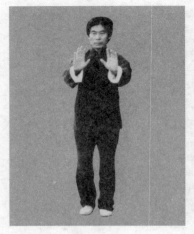
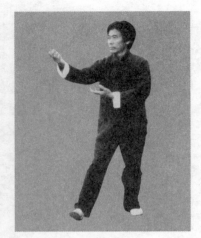

圖 3－11　　　　　　　　　圖 3－12

第七式　白鶴亮翅

　　兩手左右拉開；右腳前邁，左腳跟上；兩手向前上展掌推出（圖 3-11）。

　　【要點】：

　　欲進步之際，鬆沉腰，蓄勁而後發。

第八式　摟膝拗步

　　①身體微右轉，左腳向左後撤步，重心後移，距右腳 2尺許；右腳尖翹起；雙手外翻，右手抬至與肩高，左手置於右腹前；目視右手（圖 3-12）。

　　②上動不停。右腳內扣，身體左轉，左腳前邁，跟進右步，兩腳相距 4～6 寸；左掌摟至胯間，右掌自耳側向正前方推出；目隨視右手（圖 3-13）。

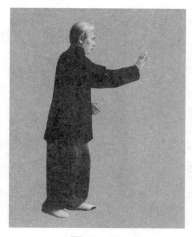
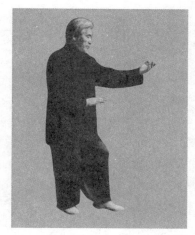

圖 3 – 13　　　　　　　　　　圖 3 – 14

【要點】：

勢停意不停，後掌塌勁，前掌向前上方送勁，動作勿間斷。

第九式　手揮琵琶

右腳向後撤步，腳尖先著地，然後踏實，重心後移；左手外翻向前出；右手回收至左肘前，手心向下；目視左手（圖 3-14）。

【要點】：

含內勁，待發。

第十式　搬攔捶

直進左步，右腳跟上；左手內翻，虎口向上；右手握拳，右拳從左掌根擊出，拳眼朝上，目隨視右拳。左掌斜立

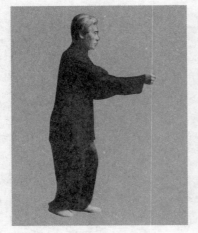
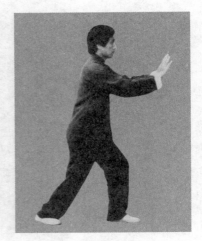

圖 3－15　　　　　　　　　圖 3－16

而貼住右手前臂之內側（圖3-15）。

第十一式　抱虎歸山

雙手回撤成掌；右腳向後撤步，重心後移；左腳提起，
前腳掌著地或全腳著地，沉腰鬆胯；雙掌前推，虎口相對；
目視雙掌（圖3-16）。

【要點】：

一身具「五弓」之勁，掌心突勁，意氣吸呼，開合有
致。

第十二式　左右倒攆猴

①左腳向後撤步，重心後移，右腳尖翹起；雙手外翻，
左手收至左腰側，掌心向上（圖3-17）。

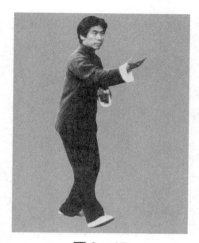

圖 3－17

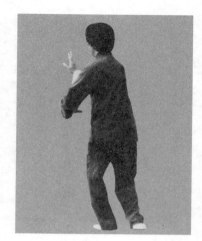

圖 3－18

②右腳內扣，重心移至右腿，身體左轉 90°；左腳前邁，跟右腳，兩腳相距 4～6 寸；右掌經耳側向前按出，左掌按至左胯側；目隨視右掌（圖 3-18）。

③撤右腳，扣左腳，身體右轉 270°；兩掌變換方法皆同上式；目視左掌（圖 3-19）。

【要點】：

凡左右換式，當以圓活無滯為妙，以穩定為標準。主宰於腰，發自丹田之功。

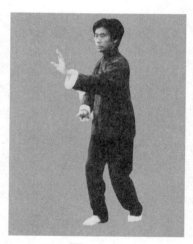

圖 3－19

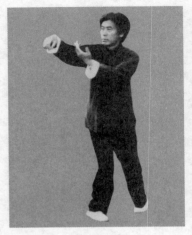
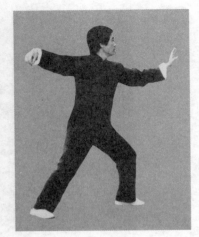

圖 3 – 20　　　　　　　　　　圖 3 – 21

第十三式　單　鞭

　　①右腳向前扣邁，重心前移，距左腳 2 尺許；同時，右手向前送出，垂指變勾；左掌心斜立朝面；目視右手（圖 3-20）。

　　②提左腳，向左邁步成左弓步；左掌自胸前向左隅推出；重心落於左腿；右腿由腳跟蹬勁；目視左掌（圖 3-21）。

　　【要點】：

　　展左掌，右勾手勿丟勁，整體含支撐八方之意；「弓蹬」步式，曲中求直，蓄勁而發，弓膝不逾腳尖。展掌有麻感，貴在練筋。

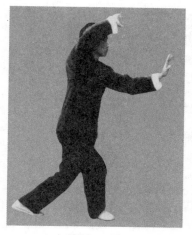
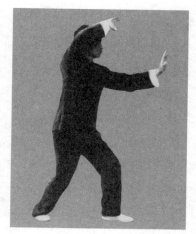

圖 3－22　　　　　　　　　　圖 3－23

第十四式　三通背

①右腳向正前方跨邁，腳尖外撇，與左腳成 45°（重心比例為 7：3）；勾手下落，經腹、胸上翻至頭前，橫掌，虎口朝左；後腳跟自然翹起；目視左掌，含神於內（圖 3-22）。

②上動不停。左腳向前直進，與右腳成 45°，步距 2 尺餘；立腰，長身勢而續展雙掌（圖 3-23）。

【要點】：

含胸弓背，展「五弓」勁。

第十五式　翻身三通背

左腳內扣，以右腳跟為軸，向右轉身 180°，提腳收回再向前邁出；同時，雙掌自左經頭向下、向前展出（圖 3-

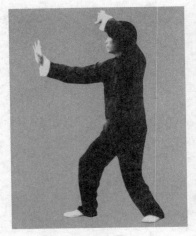

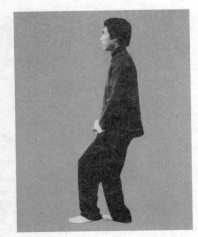

圖 3－24　　　　　　　　圖 3－25

24）。

【要點】：

定勢之前，圓襠下勁，以身送雙掌展出。

第十六式　進步沖拳

①右腳向左後撤，左腳尖著地；雙手握拳，扣於腹前，手心向下；目視前方（圖 3－25）。

②左腳上步，右腳跟步；

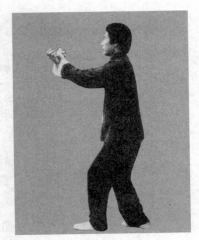

圖 3－26

同時，兩拳向前上翻出，搭為十字手，左拳在裡，右拳在外，高不逾眉，坐住腰勁；目視雙掌（圖 3－26）。

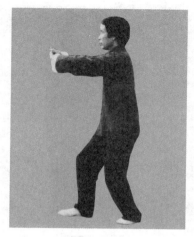

圖 3 – 27

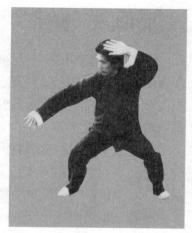

圖 3 – 28

【要點】：

出拳前，右腳沉勁，丹田吸意，突腰腎，神氣內斂，左腳含預動。四肢從速齊動，以「沖」勁發；稍停，整體鬆沉勁。

第十七式　雙合掌推進

右腳猛進，左腳蹬勁速跟；雙拳內翻變雙掌，右掌橫按於左掌根處，掌、腳同進，發整體之勁；目隨掌視（圖 3-27）。

第十八式　望眉展甲

右腳向右橫開成馬步；同時，展雙掌如拉弓；沉腰，全腳著力；目視右掌（圖 3-28）。

第十九式　雲手

①右腳向左腳併步；右掌
經腹前、左肩向右上弧形畫出
成立掌；左手向左、向下弧形
畫至右肘邊（圖3-29）。

②上動不停。左掌經右上
向左畫弧；右掌向右下畫弧至
左腋下；同時，左腳向左橫
步，右腳隨之並上（圖3-
30）。

【要點】：

左右出掌式與身之間成
90°，丹田氣運，左右封圓，
顧盼相間，圓轉自如。

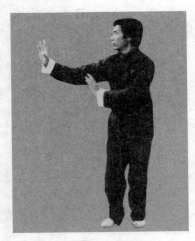

圖3－29

第十九式　扣掌抖彈

①右腳稍內扣，與左腳成
45°；隨之身體偏左轉，左腳
後撤，與右腳相距4寸，右手
外旋，呈半圓形，手心向上；
左手弧形收於左腰側；意向左
隅，以待身至（圖3-31）。

②上動不停。右手經口前
下扣，與左手勞宮穴對合，兩
手相距6寸，稍定，兩臂迅速

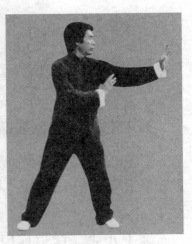

圖3－30

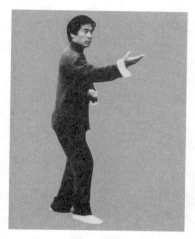

圖 3 – 31

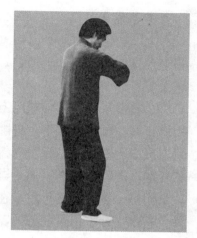

圖 3 – 32

向左右側突發抖彈勁。身偏向
左隅；目視前下方（圖 3-
32）。

【要點】：

抖彈勁發後，稍放鬆，以
調勻整體，意在丹田。

第二〇式　十字腳

右腳向右前方橫踮步，後
腳跟隨體右偏轉，離地 2～3
寸；以肩為軸，兩臂左右拉開
至中指端相對，左右掌互換手

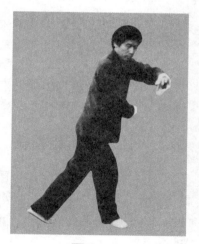

圖 3 – 33

位，即右掌順時下翻，左掌隨之上翻；身朝右隅（圖 3-
33）。

【要點】：

①以功帶勢而運轉自如，曲中求直，內外如一，勢動如球滾。

②右轉身帶左腳向左前方扣邁，與右腳成倒八字，身體朝右正方，繼而提右腳，前腳掌著地；同時，右掌上迎，與左掌相搭，置於胸前，左掌在裡，右掌在外；目視前方（圖3-34）。

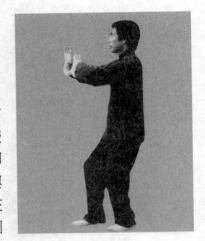

圖 3 – 34

③右腿提起並速向前蹬，勾腳尖；同時，展雙掌成立指（圖3-35）。

【要點】：

四肢齊動，蹬「抖彈」之內勁。

第二一式　進步指襠捶

①右腳前邁成右弓步，重心在襠中；兩臂仍屈，掌外撐，指有麻熱感，稍定（圖3-36）。

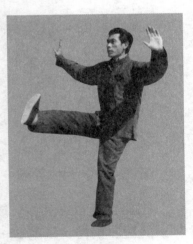

圖 3 – 35

②右腳向前跨邁時，腳尖稍外展；兩手同時弧形落於腹前，右手為陽拳，左手為陰掌；同時，身勢下坐出拳，左指靠近右肘內側；目視拳（圖

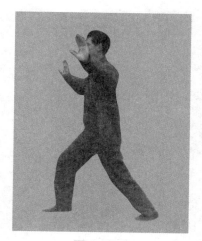

圖 3－36

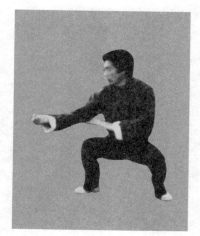

圖 3－37

3-37）。

【要點】：

鬆體，沉住內勁；息宜
呼。

第二二式　躍身抖彈捶

躍身騰起，右拳弧形收
回，以鬆中的抖彈內勁迅速發
拳，拳心向下；同時，左掌回
拉，置於腹前（圖3-38）。

【要點】：

四肢齊動，完整一氣，忌
拙勁。

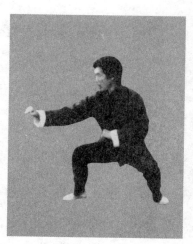

圖 3－38

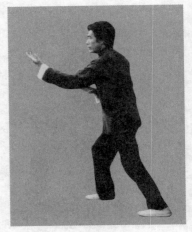
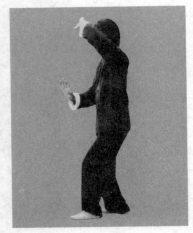

圖 3－39　　　　　　　　　圖 3－40

第二三式　左玉女穿梭

①右腳向右前邁落，與左腳距 2 尺 6 寸許，成右弓步；左掌外翻，向前上方穿出，右掌扣於腹下；目隨視左掌（圖 3-39）。

②左掌上翻於頭前，虎口朝下，左腳經右腳內側向左隅邁，右掌隨勢推出斜立；目視右掌（圖 40）。

第二四式　右玉女穿梭

①左腳向右腳尖前扣落，右腳跟隨，身體向右後轉動；同時，左肘下沉，右掌亦稍外翻置於左肘間；目視左掌（圖 3-41）。

②右腳向右前方邁落；同時，上翻右掌，推出左掌，面朝右前方；目隨視左掌（圖 3-42）。

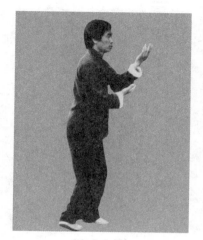

圖 3－41

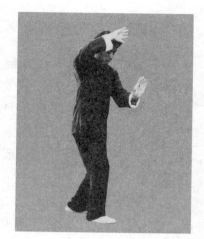

圖 3－42

【要點】：

轉身動作，內勁貴貫一氣
而無間。

第二五式　懶龍臥道

右腳向正前方邁落；同
時，展掌下勢，左手前探，右
手下按；目視左手（圖 3－
43）。

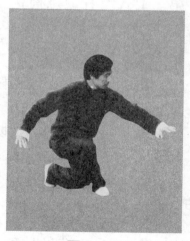

圖 3－43

【要點】：

兩腿相合一力，勢含預
動。

第二六式　左金雞獨立

左腳向右腳併步，並以腳掌著地；左掌上舉，虎口對太陽穴，右掌垂；隨即直起身勢，重心仍在左腿，右腿上提，左手垂，右手略舉過頭成立掌（圖3-44）。

【要點】：

形曲意直，下勢含提勁。提頂領勁，輕靈自如。

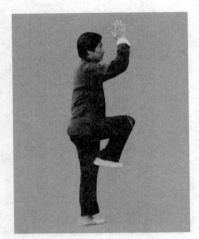

圖3－44

第二七式　右金雞獨立

右腳向下落步，左腿提起，腳尖上勾；右掌自前劈下，橫於小腹前，虎口朝腹按勁；左掌弧形舉至頭前上方，距頭4～5寸；目視前方（圖3-45）。

第二八式　掛中拳

左腳向前落步成左弓步，左掌變拳向前扣下至左胯側，右拳扣，自下向前上發弧形彈性勁；目視右拳（圖3-46）。

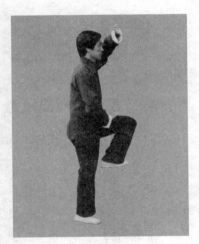

圖3－45

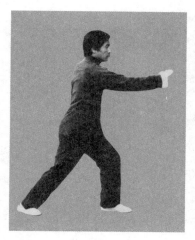

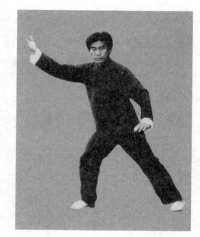

圖 3－46 　　　　　　　　　圖 3－47

第二九式　斜飛勢

扣左腳與右腳尖相對；右
拳變掌，左手迎右拳，掌心相
對如抱球；右腳向前邁步，重
心在右腿；同時，展右掌，左
掌自然按至左胯旁，左陰右
陽；目視左下方（圖 3-47）。

第三〇式　上步七星

①右腳向左扣，身隨步
轉；右掌扣落於腹前，速提左
腿發抖彈之內勁；面向正前方
（圖 3-48）。

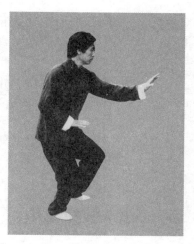

圖 3－48

②左腳下蹬，右腿提發，膝含擊勁。在長身時，兩掌相搭（右手在下）並向前上方撮出，定住勁（圖3-49）。

第三一式　退步跨虎

右腳向右後退步，提左腿；同時，兩掌下落後分開；身體偏右；目視前下方（圖3-50）。

第三二式　右轉擺蓮腿

①左腳向右前方扣邁；右掌蓋在左腕上，含神於內，身稍右偏（圖3-51）。

②上動不停。右腿經左腿內側向身後擺蓮；左掌跟之，掌指對右腳尖，左手垂按於胯側；目視右手（圖3-52）。

第三三式　雙峰貫耳

①右腳前落成右弓步；雙掌為陽合至腹前，再向前上方一氣托出；目視兩掌間（圖3-53）。

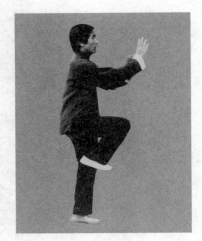

圖 3－49

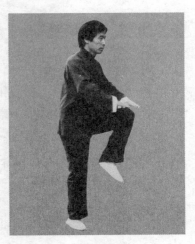

圖 3－50

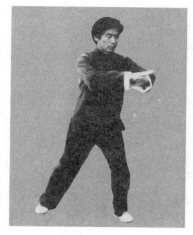

圖 3 – 51

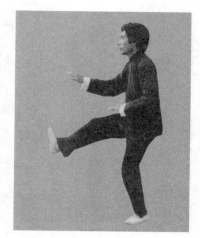

圖 3 – 52

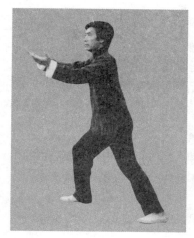

圖 3 – 53

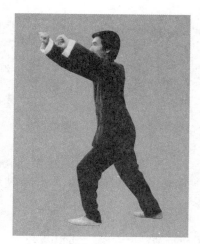

圖 3 – 54

②左腳向右前方邁出成左弓步；兩掌回扣至腹前，掘拳
向前上方弧形送出；身朝右前方，目視前方（圖3-54）。

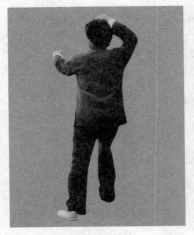
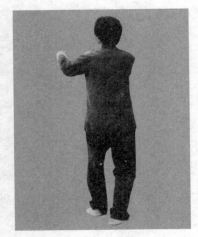

圖 3 – 55　　　　　　　圖 3 – 56

第三四式　彎弓射虎

右腳向右邁步成右弓步；右拳橫拉至頭上，拳背距頭 2 寸許；左拳扣，隨身勢打出；目視左拳（圖 3-55）。

第三五式　雙撞捶

右拳扣落，並與左拳在胸前一起向前發出；同時，左腳前邁，右腳隨後蹬之，兩腳相距尺許；目視前方（圖 3-56）。

第三六式　陰陽合一

左腳向右腳扣步，與右腳成丁字形，右腳向後撤步，重心後移，坐身，抬左腳尖；兩拳隨身右轉自然相搭，左拳在外；目視前方（圖 3-57）。

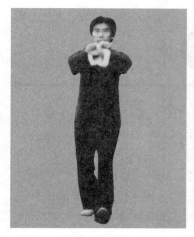
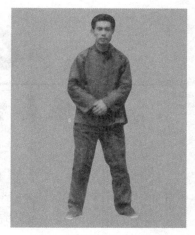

圖 3 – 57   圖 3 – 58

第三七式　收 功

　　左腳向右腳收回，兩腳相距與肩同寬；同時，拳變掌下落於腹部，左掌在外；目視前方（圖3-58）。

　　【要點】：

　　提頂領身步自回，意想百會接天氣（即清陽之氣）；落掌配合清氣入百會，經身體通地氣，調勻體感，含頂天立地之意，天人合一。

　　稍定片刻，意想四肢之氣收斂於丹田，按順時針方向（女子則相反），由小而大轉 36 圈，然後由大而小反轉 24 圈。緩慢從事，然後垂手止功。

第 **4** 章

太極養生十三式

　　太極養生十三式是我從自己習練的 248 式太極內功養生拳中簡化出來的養生套路，式子雖不多，但內涵豐富，包含了太極拳的精華內容——吸取了孫式的活步及開合、楊式的綿裡藏針、陳式的順逆纏絲、吳式的內外化勁、趙中道的柔術抖彈、胡耀貞的意氣之功等精要。

　　不練死拳練活拳，閃展騰挪益身心；降濁升陽氣自清，太極化境混元成。太極養生十三式適合太極拳愛好者及深研養生之術的有識之士習練。久習太極養生十三式，不僅能獲得延年益壽之效，而且能感受到太極內功養生的美好境界，從而為深研 248 式太極內功養生拳打下良好基礎。

第一式　起　勢

　　面向前方，自然站立，兩腳平行，與肩同寬，全身放鬆，呼吸自然；兩眼平視前方（圖 4-1）。兩手向外翻轉，

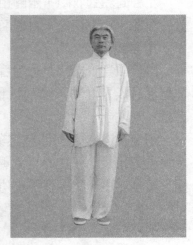

圖 4 – 1

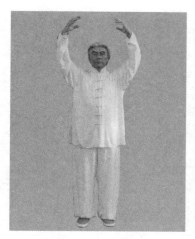

圖 4 – 2　貫頂

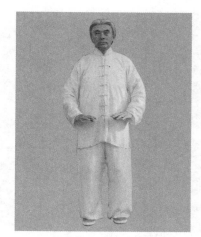

圖 4 – 3　降濁

當翻至兩掌心均向前時，兩手分別由身體兩側掌心朝上向上捧起至頭部斜上方，兩掌心斜向內。此為貫頂（圖 4-2）。兩掌由頭前掌指相對，掌心向下，經體前下落至小腹前；兩眼隨兩掌下落而望向身體前方。此為降濁（圖 4-3）。

【要領提示】：

起勢透過動作的升降照顧到三個丹田，從而培補了先天之真氣。此式要求從內到外體現出頂天立地之天地合一狀態。手往後摟時精神要放鬆，往上抬手時，要意念先想頭頂，這樣就能自然地把手帶起來。起勢的動作過程中，意念放在手背上謂之掤，放在掌心上謂之吸。並有換氣之意念。

第二式　懶扎衣

接上式。身體重心微左移，腰微左轉；右手外翻，掌心向上；左手於右手旁，掌心向下，掌指向右前方；重心右

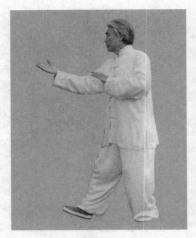
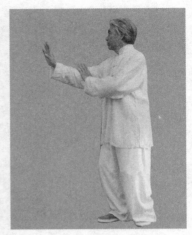

圖4－4　　　　　　　　　　　　　圖4－5

移，腰向右轉；帶動兩手由左小腹前向右斜上方畫弧至右肩前；腰繼續右轉，兩手繼續向右畫弧至身體右側；腰向右轉再微左轉，重心移至左腿，左腿下蹲，重心全部落在左腿上，胸部斜朝左前方，右腳尖外撇向右方前方；兩手隨身體右轉向右畫一小弧後，收於胸前，左掌掌心向上，右掌掌心向下（圖4-4）。

　　重心移至右腿；左腿跟進，落於右腳內側，腳掌著地，腳跟微抬起；兩手隨著身體的移動，於胸前微由下向上、再向前上方推出，右掌在前，左掌在後，掌心均朝前，掌指均朝斜上方（圖4-5）。

　　【要領提示】：

　　一出手即穿意，前手領後手，後手催前手，身上輕靈圓活，動作要迅雷不及掩耳。

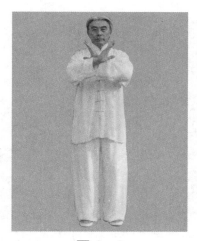
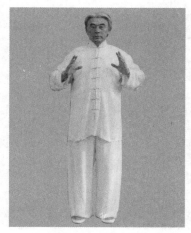

圖 4 – 6　　　　　　　　圖 4 – 7

第三式　開　合

　　接上式。左腳以腳尖為軸向左轉，轉至腳尖正對正前方
腳跟落下，腿微屈，重心移至左腿；腰帶動身體向左轉，左
肘微向左下方下沉，指尖斜朝右上方，掌心斜朝右；右手隨
身體左轉由右向左畫弧至身體正前方，右腕與左腕在體前交
叉，右手掌心斜朝左，指尖斜朝左上方；同時，右腳以腳跟
為軸左轉至腳尖朝正前方，腳尖落地踏實（圖4-6）。腰微
下沉，帶動兩手微向身體兩側斜下方拉開，掌心相對，掌指
向上（圖4-7）。兩掌方向不變，各由身體兩側向斜前方畫
弧，合於胸前，兩掌各在左右乳正前方，掌心相對，指尖向
斜上方（圖4-8）。

　　【要領提示】：

　　外面的開合，是局部的開合。用降氣法開就是整體的，

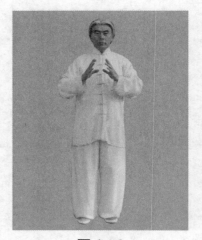

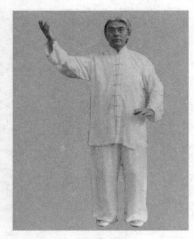

圖 4 - 8　　　　　　　　　　圖 4 - 9

降氣法就是百會往下降氣，丹
田吸，這樣繃著的胸就鬆開
了，就能達到中醫所說的開胸
順氣以養生的目的。此式要有
捨己從人之意，要講虛實，要
沾連黏隨。

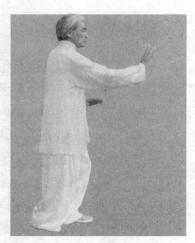

第四式　摟膝拗步

　　接上式。腰向右轉，重心
移至右腿；左掌在胸前下按，
掌心向下，掌指向右；右掌外
翻，掌心向上，掌指向前，隨

圖 4 - 10

腰右轉向右、向外畫弧至右前方（圖4-9）。

　　左腿向前邁出一步，腰繼續右轉；右掌繼續向右畫弧至

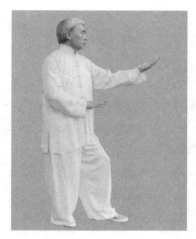
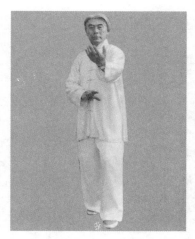

圖 4 – 11　　　　　　　圖 4 – 11 附圖

身體右側，然後右掌內翻，掌心向下，掌指向前，經右耳側
向前推出，掌心向前，掌指向上；左掌繼續經胸前向下按至
左胯處；重心左移至左腿；右腳向前跟進，落於左腳內側，
腳跟微抬起，前腳掌著地（圖 4-10）。

【要領提示】：

此式包含著穿勁、搓勁。發力打勁，左手採動，右手就
能出去。

第五式　進步搬攔捶

接上式。右腳向後退一步，重心移至右腿；隨著重心後
移，腰微右轉，右手由體前向下抽落於小腹前；左手外翻，
掌心向上，掌指斜朝右前方，經腹前與右掌相對向胸部斜上
方托出；左腳抽回至右腳左前方，胸部斜朝右（圖 4-11、
4-11 附圖）。上動不停。右手握拳在右小腹處畫弧經身向

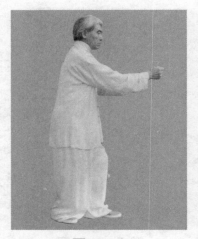
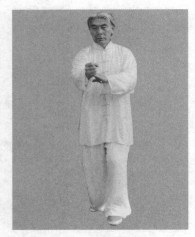

圖 4 – 12　　　　　　　　　　圖 4 – 12 附圖

前擊出，拳眼向上，拳面向前與胸齊；右手變拳時左掌內翻
下扣，掌心向下，掌指向右，虛附於右手腕處；左腿向前邁
出一步，重心移至左腿；右腿向前跟進，落於左腳內側，前
腳掌著地，腳跟微抬起（圖 4-12、4-12 附圖）。

【要領提示】：

　　先有螺旋勁，後有踏勁，然後經過抽勁、合勁，變成穿
攢拳，此式要表現出渾身都是拳的氣勢來。

第六式　抱虎歸山

　　接上式。重心後移至右腿；重心後移時帶動右拳移至左
掌上，與左掌交叉變掌，掌指斜指前方，隨後兩掌分別收回
至兩肋處（圖 4-13）。上動不停。重心微向下沉；左腿向
前邁出一步成左弓步；兩掌由兩肋處向上、向前推出（圖
4-14、4-14 附圖）。

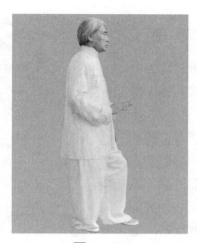

圖 4 – 13

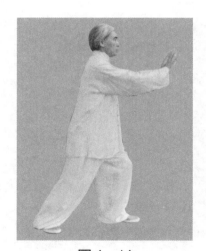

圖 4 – 14

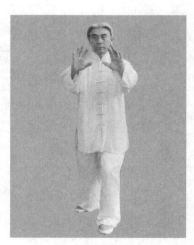

圖 4 – 14 附圖

【要領提示】：

　　動作的過程好像在揉球。基本上經歷「走—抽—按—吸為蓄—突然發勁」的過程。

第七式　單　鞭

接上式。重心移至左腿；右腿向斜前方邁一步，隨即重心移至右腿；重心移動的同時，雙臂自然下落至體前，並隨重心的移動向身體右肩處畫弧，左掌在腹前外翻，掌心向上，掌指朝右；右手變勾，勾尖向下，雙手置於右肩處（圖4-15、4-15附圖）。上動不停。腰向左轉；左掌掌心向上，經體前向身體左側畫弧；當左掌與身體處在同一平面時，左腿向左前上方邁出一步；左掌內翻成立掌向前推出，掌心斜向外，掌指向上（圖4-16、4-16附圖）。

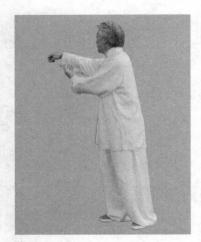

圖 4 – 15

【要領提示】：

雙掌出去有鼓蕩之意，裡面要有螺旋勁從內往外充斥。重點要注意上虛下實。

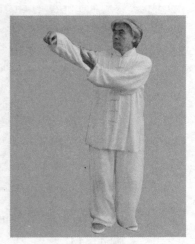

圖 4 – 15 附圖

第八式　回身十字腳

接上式。右勾手放鬆變掌；腰向右轉，帶動左腳向身體前方邁步；左掌向上，隨左腳上步向右畫弧；右手放鬆至胯

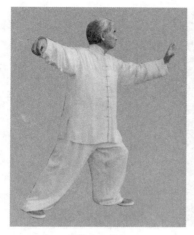

圖 4 – 16

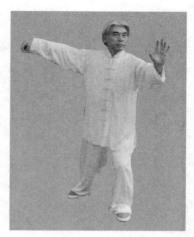

圖 4 – 16 附圖

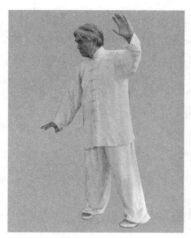

圖 4 – 17

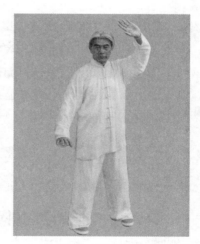

圖 4 – 17 附圖

際（圖 4-17、4-17 附圖）。上動不停。左掌繼續向下、向
內畫弧停於下頜前，掌心向外，右掌由胯際向內、向上畫

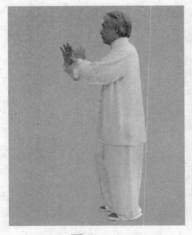
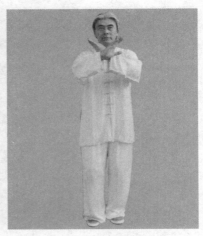

圖 4－18　　　　　　　　圖 4－18 附圖

弧，與左掌成十字狀相合；重心全部移於左腿，右腳收至左
腳旁，腳尖虛點地（圖 4-18、4-18 附圖）。上動不停。腰
向下微沉，帶動兩手向身體兩側由上向下、再向上畫一小
弧，停於身體兩側；在兩手畫弧的同時，右腳抬起，向體前
蹬出，腳跟向前，腳尖向上（圖 4-19、4-19 附圖）。

【要領提示】：

左手領右手，透過沉勁、穿勁、半開合，然後坐身起。
此式在起承、開合、轉折的過程中有濃厚的八卦掌的特點。

第九式　進步陰陽抖彈捶

右腳向體前下落，隨右腳落於實地，身體重心微向前移
至右腿；兩手從身體兩側向下收至腹前，右掌變拳，拳心向
上；左掌附於右前臂處；左腳向前上一步，上身動作不變，
待左腳踏實後，右腳再向前上一步，身體重心下移，變小馬

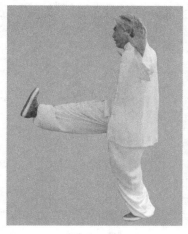

圖 4 - 19

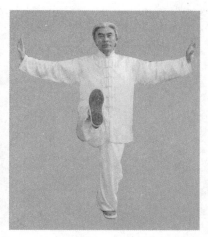

圖 4 - 19 附圖

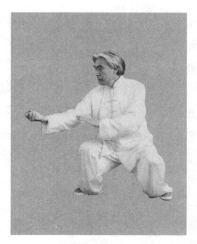

圖 4 - 20

步，腰微左轉，上身動作不變（圖 4-20）。上動不停。右
拳向上、向裡、再向右前方經左掌下畫弧擊出；隨右拳畫

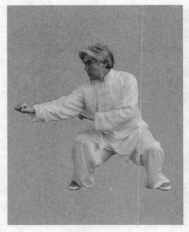
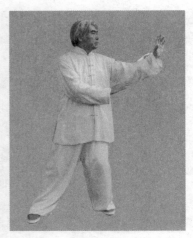

圖 4 – 21　　　　　　　　　　圖 4 – 22

弧，身體重心先向上再向下微微變動；左掌向上、再向左側
畫弧收於腹前；眼看右拳（圖4-21）。

【要領提示】：

一、二、三步要輕輕鬆鬆地走，在虛實陰陽的變化中一
氣呵成，於前勁蓄力，於後式發抖彈勁、完整勁，一提氣就
躍起。這是蓄而後發，發之前重心微沉，一沉就有個反彈
（地面反作用力引起的），提氣躍身而起，發出脆勁兒。

第十式　雲手

接上式。身體重心上移，腰微左轉，重心移於左腿；隨
重心移動，左掌由下向右、再向身體左側畫弧，掌心向左斜
前方，停於左肩處；右掌由下向上、向左畫一小弧，停於左
腰際，掌心向下（圖4-22）。上動不停。腰微右轉，帶動
左掌繼續向左、向下、向右上畫弧收至右腰際，掌心向下；

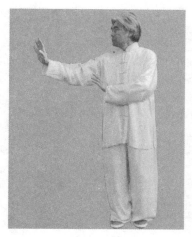
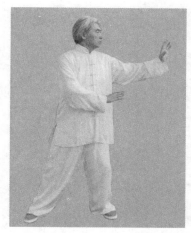

圖 4－23　　　　　　　　圖 4－24

右掌向上、向外畫弧停於右肩處，掌心向右斜前方；左腿隨
身體右轉收於右腳旁（圖 4-23）。上動不停。腰微左轉，
左腳向左側邁出一步；左掌向上、向左畫弧停於左肩處，掌
心向左斜前方；右掌向右、向下、再向上畫弧停於左腰際，
掌心向下（圖 4-24）。重複圖 23～24 的動作 3 次，只是左
腿不再向右收，而是向身體左側邁出。

【要領提示】：

此式主宰於腰，擺度大，變度大，拿手領氣再達到手
上。

第一一式　掛中拳

接上式。右腳向後退一步，腰微右轉，帶動左掌變拳，
由左向右畫弧收於左胸處，拳心向下；右掌變拳，由左向右
畫弧收於右腰際，拳心向下，拳面向上；上肢動作的同時，

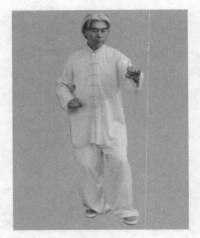

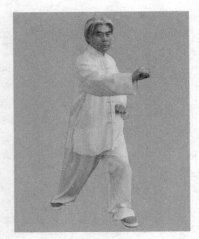

圖 4 − 25　　　　　　　　　圖 4 − 26

　　身體重心全部移於右腿，左腿收於右腿旁，腳尖虛點地（圖
4-25）。上動不停。左腳向前邁出一步，重心移於左腿，成
左弓步；腰向左轉，左拳隨腰左轉畫一平弧，收於左腰際；
右拳向身體右斜前方擊出，拳心向下，拳面向前（圖 4-
26、4-26 附圖）。

　　【要領提示】：

　　上接雲手，右手外掤，收回，按形意拳說法做個虎抱
頭，沿腰送出要用綿勁，或一裹就打。

第一二式　十字手

　　接上式。腰向右轉，兩拳變掌，右掌由體前向右、向
下、再向上畫弧至胸前；同時，左掌由身體左側向上畫弧至
胸前，兩掌十字交叉，右掌在外，兩掌心均向下；雙手動作
的同時，身體重心左移，將右腿收於左腿側（圖 4-27）。

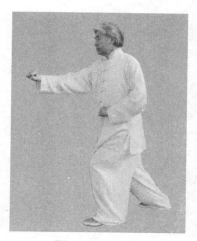

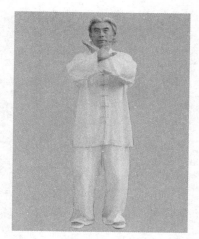

圖 4 - 26 附圖　　　　　　　圖 4 - 27

【要領提示】：

　掛中拳出去後，展拳鬆沉，整體動，勁兒放到腳下就自明瞭。

第一三式　收　勢

　兩手分別向左右分開，自然下落至身體兩側，身體變成自然站立姿勢（圖4-28）。

【要領提示】：

　抱氣歸丹，要有整體感。自然站立之後，加收功的意念，然後什麼也不想地安靜片刻。

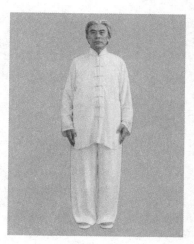

圖 4 - 28

太極棒、尺氣功篇

第 ❶ 章

太極棒氣功

第一節　太極棒氣功的起源和發展

　　吾師趙中道幾十年來一直倡導太極棒氣功，認為太極棒氣功做起來不頂不抗，不丟不墜，不暴猛發勁，不使脈絡暴蕩，利於健身，老少婦孺皆宜進行。

　　解放後，趙老師年過百歲，但仍不服老，一再表示願將太極棒氣功獻給國家。他的這個願望得到了政府的大力支持，遂在北京西城區開辦了「太極柔術健身社」，專門教授太極棒氣功的各種功法。由於他多年的宿願實現了，心情十分舒暢，信心倍增，不遺餘力，毫無保留地把太極棒氣功的秘訣公開傳人，使不少病人恢復了健康，強壯了身體。他曾作詩明志寫道：

　　　　　　太極柔術法特奇，凝神誠意莫心疑，
　　　　　　決心堅信功成就，老夫獻寶備後時。

　　「太極柔術健身社」開辦一段時期以後，簡直變成了「病人健康社」，又好像「科學研究站」，不少科學家、醫

生、知名人士紛紛來學習、採訪、研究，不但蜚聲於北京武術界、醫學界，連港澳也有人來學此功，探求人類長壽的秘密。下面是部分各界知名人士對太極棒氣功的題詞，謹錄若干，以供參考。

中國著名武術家、中醫師王子平在 1959 年 85 歲時曾題詞寫道：

「1957 年秋，余來北京參加首屆全國武術運動會，欣遇三十年前中華武術會創辦人黃警頑老同志，藉悉他在協助首都長壽老人趙中道（114 歲）辦太極柔術健身社，採用中國古老的養生術———導引柔功治病，補助現代醫藥所不及，病家亦樂用這種不用藥物而確具特效的治療方法……黃老發願要搶救祖國民族遺產，使這個寶貴的健身法不致湮沒失傳，使它推廣到國內外，造福人類。余不善文學，略書數語抒懷，願與趙老攜手共勉為社會主義建設而努力。」

著名針灸學家曲東海在 1961 年 81 歲時曾題詞寫道：

「 近聞北京市中醫研究所根據北京市政府領導指示，曾派專家實地調查研究太極柔術健身功的療效，欲謀推廣，以為勿藥治療之一助。近又欣悉名醫施今墨、古琴家夏蓮居、生物化學家鐘履堅、北醫秘書許以栗、氣功家胡耀貞和體療推拿家桂宮琦等先生皆見此功而善之，謀為油印參考，我知此油印本一出，定將有助於慢性病人及老弱者得以推遲衰老，減少疾苦，引人進康樂壽域，當不以陳言妄謬詎非，餘之厚幸也哉。」

北京中醫學院教師、中醫學家王慎軒 1961 年題詞寫道：

「 我人民政府成立後對人民健康一貫重視，尤其大力注

意醫療體育、營養衛生……百餘歲的趙中道老人受黨的感召，極願把太極棒氣功教給大眾，貢獻於新社會，已經傳授四五百人，都獲得了健身袪病的顯著療效。」

「此功柔和自然，簡單易行，因柔而省力，內不傷元氣，外不傷皮肉，依法久練，能袪病養生，培養先天元氣。久久堅持，弱者可變強，強者更加體輕穩健，返老還童。此術能養精補氣安神，搖晃小棒毫不使勁，外動內靜，剛柔相濟，心平氣和，一念不生，有助於做到『養吾浩然之氣』。趙老師強調說，搖棒時要穩住心，沉住氣，『抱元守一』，意在丹田，動作緩慢，內外俱練。練到火候功深，動中求靜，心火下降，腎水上升，就是水火相濟，陰陽調和，氣血流通，百病即消。這是上乘功夫。趙老師本人因堅持練此功，年五十多歲時猶如三十餘歲青年之壯勇，一般親友揚言，趙老師有長生不老的秘方，曾紛紛向彼追求。趙老師說他確實沒有長生方，只是堅持練太極棒而得到了好處。有人懇求傳授，練習之後，果然也得到健身袪病的實效，這才相信他說的不是謊言。」

正骨醫師金玉相在 1961 年題詞寫道：

「趙老師創辦太極柔術健身社，傳授太極棒氣功等療病濟世，余曾問長壽秘訣，答以得力於搖棒。他搖棒八十年，氣足丹熟，聲音響亮。他說，搖棒時要做到周身貫串，一動無有不動，一靜無有不靜，手領神隨，動諸關節。近幾年來，不少的實際經驗證明，這功法對增強體質，防治疾病，確有良好效果。」

著名氣功家、中醫師胡耀貞在 1961 年題詞寫道：

「太極棒氣功是練先天氣的一門功法。我曾於 1959 年

秋跟趙老師學此功，並在醫院門診中推行過，效果十分顯著，確是一種戰勝疾病的好功法。」

香港「太極尺研究社」的創始人程達材先生曾題詞寫道：

「太極棒氣功是寶貴的國粹……練這種先天氣功，呼吸純任自然，不使心勁，久練先天靈氣自生，精氣神凝固，丹田氣足，從而祛病延年，久保青春。我立願推廣此功，使人人了解此術功用，人人得到此功好處，同登壽域。」

程達材的弟子胡廣發先生現正繼其傳，在香港傳授此功。

第二節　太極棒氣功的特點和作用

太極棒氣功做起來舒適自然，在室外室內都可做，其要求和太極拳完全相同，但其動作比太極拳簡易得多，高齡的人仍可堅持練。另外，人習慣於動態生活，想一下子靜下來並非易事。有些人練氣功或靜功，愈想靜，愈靜不下來，往往半途而廢。而太極棒氣功，藉由反覆做輕鬆柔和的動作，在不知不覺之中即易達到入靜境界，使神經得到休息。所以，太極棒氣功兼有太極拳和氣功之效，是一種典型的動靜結合的健身法，也是一種優秀的內功，可收到身心俱壯之益，這也是它的主要特點。

另外，練武術者都強調「內練一口氣，外練筋骨皮」，亦即不僅要練外形動作，而且要注意內氣的蓄養與導引。也就是說，拳架雖多，內功要求基本上都是一樣的。而練太極棒氣功，有助於練拳者練好內功，所以，武術愛好者不妨一

試，肯定會有較深體會，而且掌握起來也更快，勁路更容易找到，對練好武術也會大有幫助。

堅持太極棒柔緩活動，按照中醫理論來說，易使上體舒鬆（虛其心），從而使火下行，下體充實（實其腹）；還能使水上升，亦即能降其濁，而生其陽。人如能做到上虛下實，就可調理中和，養心健身。氣太實，則氣不通；太虛，則氣不足，怒則氣提高，過喜則氣易散，過憂則氣易狂，恐懼則氣懾萎，氣急則氣促，這都是中氣不和所致。若以太極棒功法調理中和，則其種種弊端都可克服。

堅持練太極棒氣功可養氣靜神，因它能做到以靜平意，意平則神靜，神靜則養氣，氣多則體自健。所以，練功應先強其內，後壯其外，而太極棒氣功正是內外兼練並以練內為主的功法。

初練時，主要練外，即先注意肢體動作是否正確。此功動作極為簡單易學，練會後即可專心練內，意靜神凝，使內氣凝聚，內勁儲蓄，實際上就是增強人體內部生理功能。因此，太極棒氣功被稱為砥礪先天元氣的一種功法。

堅持練太極棒氣功幾個月之後，一般可達到下列功效。

1. 頭

練功後，神智清晰，無限鬆快，記憶力增強，睡眠好轉，精力充沛。

2. 目

練功後，睜目視物，格外清晰，明亮。

3. 口

練功後，口中一般大量生津液，這時可結合著進行鼓漱和叩齒，以健牙活舌，然後把津液分幾次緩緩嚥入胃中，

為消化之良藥。唾液，俗稱「口水」，古人稱為「聖水」，內可潤肺腑，外可潤膚肌，還可以消食和解毒，對人體的生長發育和健壯至關重要。

4. 胸

久練此功，可使人感到心胸空空如洞，氣息自調而通暢，周身感到舒暢。這時，氣自然會下到丹田中，感到腹部充實，可以體會到「上虛下實」的感覺。

5. 胃

練功後，食慾一般會大增，食物有味，消化強。但練功人仍應以八分飽為度，不可暴飲暴食。

6. 腹

練功後，會感到腹部充實，有增力感，有時腸鳴如雷，說明膈肌上下運動幅度加大，腸胃蠕動增強。

7. 手

練功後，會感到指脹滿，其力增，指甲長得快，掌心易潮汗。兩掌夾棒練功時，會產生兩手互相吸合的感覺。

8. 腳

練功後，會感到行動輕捷，靈活無滯，靈敏度大增。

9. 腰

武術家常說：「練拳不練腰，到老藝不高。」這說明腰在運動中所起的作用很大。太極棒氣功的動作，大多強調勁要發自腰部，以帶動四肢，好像樹幹搖動柳枝擺，青竹欲動節節行一樣，所以練功後會感到腰部有力，靈活。

10. 整體

練功時，整個身體似軟彈簧（軟中有彈力），感到舒適鬆快。動作用勁是由內及外，輕中有重，柔中透剛，上下相

隨，意氣通達，所以，能得心應手，整體合一，確是美在其中，妙不可言。

第三節　練功要領和注意事項

1. 練功治病或作為輔助療法，要樹立足夠的信心和決心，不可一曝十寒，而要持之以恆，久久行之，才能收益。

2. 要根據自己的各種條件，靈活選擇自己所喜愛的功法和練法，以便能長期堅持。另外，選擇的功法要力求適應於自己的病情，稍感不適，即應停練；稍感疲倦，即應休息一下。

3. 練功時間最好以清晨為主，晚間為輔，最少每日兩次，定為常課，在課間操或工間操時間內都可練功。

4. 剛吃完飯後，不宜即刻行動，宜在飯後半小時至一小時進行。

5. 練功最好在清靜的空氣新鮮的環境裡進行，如能在有樹木的地方練功則更好。

6. 心有急事，不可勉強練功。閃電雷鳴，氣候過於惡劣，也不宜練功。患急病時，禁忌練功。

7. 練功中忽遇巨聲刺耳，不要驚懼和緊張，要鎮靜。練功中切不可被邪亂之念纏住自己，否則會發生「不淨觀」，胡思亂想不已，雜念會愈除愈甚。

8. 練功要留有餘地，循序漸進，切莫好高騖遠，追求奇效，揠苗助長，違背自然。

9. 病弱者在練功治療期間，百日內應禁絕性生活。病情較重者應延至三百日或更長時間。

10. 凡男子體弱、遺精或滑精者，以及女子在經期，都要酌減練功次數及時間，或暫停數日，待精力恢復後再行練功。

11. 睡眠是恢復體力的重要環節，因此，睡眠要充足。睡前和練功前，要排除大小便，以免會陰肌和括約肌過於緊張，引起神經興奮，影響練功或睡眠。

12. 堅持練功常會引起一定反應，可以不加理會，勿好奇追求，而要靜守。練功中發汗，要注意防風。

13. 最好以鼻呼吸，鼻如不通，可口鼻兼用。呼吸純任自然，不加支配。

14. 練功對治病、保健、益壽具有獨到的作用，這是不可否認的。但也必須指出，並不是萬能的，仍必須配合以安排好生活制度，按病情服藥，實行綜合治療。特別是傳染性或急性疾病，更應以藥物、手術等治療為主，練功為輔。慢性病患者，如神經衰弱或心血管系統、呼吸系統、消化系統等慢性病患者，則可以練功為主，以藥物治療為輔，或根據情況，雙管齊下，或遵醫囑。

15. 練步行功，最好穿柔軟合腳的膠底鞋或布鞋。

16. 練功前，宜寬衣解帶，最好能先飲少量白開水。

17. 意守丹田要順其自然，似有意，似無意，若即若離，切忌強迫用意，追求效應（詳見「關於意守丹田」一節）。

18. 練功到一定時期，有些人會產生一些反應，如某處發癢，似蟲爬，手指發脹，四肢增力等。遇到這些情況，切莫驚慮，不要理會，更不可追求。

19. 按收功法收功後，合掌緩緩搓熱，以掌指輕擦面

部、頸部、兩耳、頭部，如洗臉狀，但不可用力，免傷皮膚和使氣上湧。然後，散步片刻，恢復正常活動。

第四節　關於意守丹田

太極棒氣功所用功法，都要意守丹田，因為只有做好意守丹田，才能做到動靜結合，內外俱練，增長功夫。意守丹田，也可說是中國傳統健身法的基本功，也是練功能否取得成效的關鍵。因此，除各種功法根據需要對意守丹田提出了各種要求外，這裡再做個統一的講解。

1. 丹田的部位

一般分為三種：一是上丹田，即兩眉之間的印堂穴；二是中丹田，即肚臍內（有的功法指定臍下一寸許為丹田）；三是下丹田，即肛門前的會陰穴。此外，還有後丹田，即命門穴，位於腰部與肚臍相對的部分，所以，肚臍（中丹田）也被稱為前丹田。

在這些丹田中，中丹田最為重要，因為內氣要以中丹田為中心。所以，古人說「中央無極土，萬物由此生」，把中丹田比作土，可生萬物，非常重視中丹田。

2. 守丹田時，切不可強迫用意

一般人和初練功者常常急於求成，容易在不知不覺當中強迫用意和強求入靜，嚴重時可能產生偏差。練功意守丹田關鍵要做到「似有似無，綿綿若存」，只要心裡知道就可以了，所以古人說「心知即為功」。

3. 不可急於求成

練功要循序漸進，舒適自然，排除一切思慮，力求做到

物我兩忘，有物無意，無意之中才是「真意」。所以古人說「久久練真功，其功自然成，氣急求真功，真功乃不生」；又說練功就是要做到「四門緊閉」（口、耳、目、鼻都停止或減少活動），使「精、氣、神」內斂。只有這樣久久堅持，才能做到一念不起，百念不生，真正入靜，否則易造成外似靜而內實緊張的情況，不僅效果差，而且易出偏差。

4. 適可而止

久久堅持練功，會感到周身舒適無比，但時間不可過長，要留有餘味，不可過分追求，以免反而引起疲勞。

5. 自發外動聽之任之

久練太極棒氣功，有的人會自發地動起來，動態也多種多樣，有的比較單一，有的比較複雜。這是正常生理現象，不必大驚小怪，更不可追求，而要不理它，聽之任之。如果不想動了，只要停止意守丹田，眼睛慢慢睜開，並望望天，即可停止。有的人練功多年也未發生外動，有的人練功並不久，但很快動起來。事實證明動與不動，效果沒有什麼不同。這種外動現象，不僅太極棒氣功有，其他功法，如胡耀貞老大夫生前傳授的動功和五禽戲等，也時有發生，沒有什麼神秘。

6. 內氣前後導引

太極棒氣功的大部分功法都可採取身體前探後坐的弓箭步。在前探時，可意想內氣由後丹田（命門穴）發向前丹田（肚臍），從而帶動身體前移（前探）。在後坐時，可意想內氣由前丹田（肚臍）發向後丹田（命門穴），形成動力，促使身體後坐。如此意想丹田做各種前探後坐功法，既可誘導入靜，又可內外俱練，效果可成倍增加。

7. 內氣上下導引

有些功法可配合採用降濁氣法。具體做法是，意想內氣由頭頂百會穴降至上丹田（兩眉之間印堂穴），繼而降至中丹田（臍內）、下丹田（會陰穴），最後降至足心湧泉穴。此為上下丹田結合運用的功法，坐式、站立式均可採用。但在練功中，仍應以中丹田為首要守竅。

8. 保持樂觀

意守丹田練功要取得好成效，還必須把生活制度安排好，心情開朗、樂觀。正如趙中道老師生前所說：「一意清靜日常歡，六神和合體自安；丹田有寶休問世，處境無心得延年。貪欲無窮失元真，用心過度耗元神；勞形消散中和氣，傷本何能保此身？」雖寥寥數語，但卻道破了心境與長壽的緊密關係。

第五節　太極棒、尺氣功使用的器械

太極棒氣功使用的器械主要是太極棒和太極尺（簡稱太極棒尺），此外還有太極扭棒、太極長棒、太極雙木球、太極術吊捋等。其形狀和尺寸可因人因地制宜，不必強求一律。下面介紹的只是一般造型，可供參考。練功是否收效，關鍵在於能否按照內功要領進行，器械只起輔助作用。有人隨便用一根木棍，也收到了理想的效用，就是證明。

1. 太極棒

最好用硬木製作（圖1-1）。

2. 太極尺

尺寸與太極棒相同，只是樣式複雜些，作用好於太極

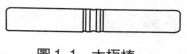

圖 1-1　太極棒

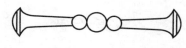

圖 1-2　太極尺

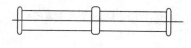

圖 1-3　太極扭棒

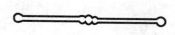

圖 1-4　太極長棒

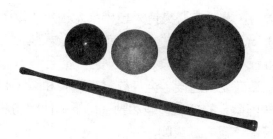

圖 1-5　太極球

（左至右三球分別為木球、石球、鐵球）太極捋

棒，又各有千秋（圖 1-2）。

3. 太極扭棒

芯徑的表面用皮革製成的滑動套套上，使其性能如軸承（圖 1-3）。

4. 太極長棒（捋子）

長約 3 尺，直徑 1 寸左右（圖 1-4）。

5. 太極雙木球

直徑 6 寸左右，要求圓而光滑（圖 1-5）。

第六節　預備姿勢和要領

練太極棒氣功及其各種輔助保健功，可根據個人喜好和身體情況，選用下列姿勢進行。例如，初練或體弱者可先採取臥式或坐式，然後再轉入立式；也可以根據個人喜好，交替選用。

一、平坐式

1. 練功時，雙手掌心夾持太極棒或太極尺（以下簡稱太極棒或尺），掌心相對，將太極棒或尺置於大腿上，以靜待動（圖1-6）。

2. 這樣準備妥當之後，全身放鬆，呼吸和順，心不煩，意不亂，按照選定的功法輕輕活動，但不論什麼功法，均須太極棒或尺高不過心窩或胸，低不過恥骨。

3. 動作速度一般為每分鐘30～40次，一上一下為1次。一般呼吸每分鐘約為15～17次，一呼一吸為1次。久練之後，呼吸和動作就會自然配合，形成呼則放、吸則提的習慣，所以練功時不必注意調息和呼吸時氣的出入。

4. 初練時，注意力可集中在動作和太極棒或尺上，當動

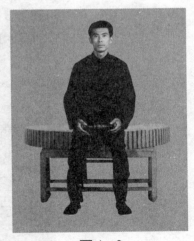

圖1-6

作熟練或能由多念化為一念時，即可移意於中丹田（肚臍）或氣海穴，進一步誘導入靜。素有功基者，可直接守著中丹田練各種功法。

5. 端坐時不要左傾右斜，要放鬆腰背和胸腹部，頭正直，眼睛平視前方，含胸，鬆肩，垂肘，全身有下沉感，兩腿屈膝下垂，雙足平行左右分開與肩同寬，平踏於地面，不宜懸空。胯、膝、踝、腕關節屈曲要大於 90°，以便持棒尺操作，但專習靜功時可保持 90°。

二、盤坐式

盤坐有單盤、雙盤、自然盤和草盤等式。盤坐式的上身要求與平坐式相同，僅下肢盤坐不同。

單盤坐式

一條腿向裡盤起，腳心朝上，壓在異側大腿下（或左或右）盤起；另一條腿放在對側腿上，腳心向上。此法平穩，易做，上身易於自然端正。兩手心夾持棒或尺，架空於臍下腹前 5 寸許處（圖 1-7）。

雙盤坐式

先將右腳向內盤起，使腳跟接近左大腿根處，腳心向上；然後再將左腳搬到右小腿上面，腳跟接近右大腿根處，腳心向上（先左後右亦可）。此法更穩固，能坐實，但難度大，常人不易做到，故不得強

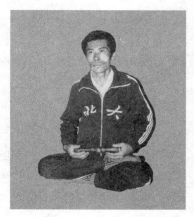

圖 1-7　單盤坐式

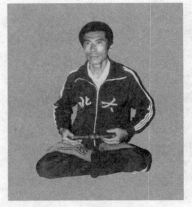

圖1-8　雙盤坐式

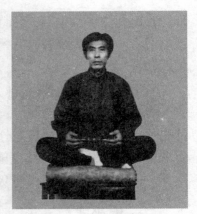

圖1-9　自然盤坐式

做。兩手扣棒或尺，放落於小腿之上，距腹2～3寸，以靜待動，準備按選定的功法練動作（圖1-8）。

自然盤坐式

練功者隨意盤，如在田間、炕頭上休息時的姿勢，坐穩即可，兩掌握棒尺，放落於大、小腿隙中間，距腹6～7寸許（圖1-9）。要求內外俱靜，然後按選定的功法練動作。

草盤坐式

在自然盤坐的形式上，將一隻腳的腳面搬放在另一腿的小腿上面，鬆散地盤坐。此式似單盤式，但其難度小得多，比自然盤要穩固，且操作空間

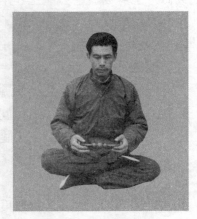

圖1-10　草盤坐式

大（圖1-10）。

上述幾種盤坐式，均要求全身保持內外俱靜，以便持棒或尺做動作。在專練靜功時，也選用上述坐式。

三、臥式

仰臥式

在床上仰臥，兩腿自然伸直，兩腳自然分開，與肩同寬，腳尖分別朝外上方；兩臂平放在軀體兩側，肘關節自然彎曲，用兩掌心扣握棒尺置於中脘穴上方附近；心靜神凝，鼻尖與肚臍成直線，頭枕略高，務令氣息和順，無堵悶感，然後開始按選定的功法練功（圖1-11）。

半仰臥式

身體半靠半臥，兩腿屈膝，平放腳掌於床上；兩掌心扣握棒尺，置於中脘穴上方附近，肘關節自然垂放落實（圖1-12），以動待靜。這時如能入靜，可乾脆暫時放下棒尺，只專心意守肚臍或氣海穴，靜養心神。這樣做靜功之後或雜念又起時，可再做棒功。

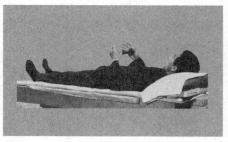

圖1-11　仰臥式

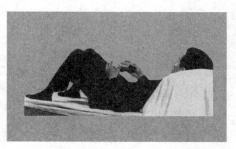

圖1-12　半仰臥式

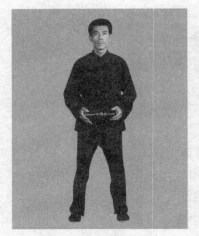
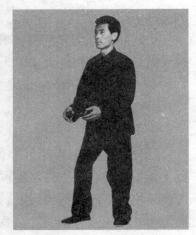

圖 1- 13　馬襠式　　　　　圖 1- 14　　弓箭定步式

四、站 式

站式有弓箭定步式、弓箭起落步式和馬襠式三種。

馬襠式

要求身體自然站立，兩腳左右平行分開，稍寬於肩，兩腳平均著地，腳尖稍向內收，胸微含，膝微屈，臀部不收不凸，任其鬆腰下勁，雙掌扣握棒尺，置於臍腹前，然後開始練功（圖 1-13）。

弓箭定步式和起落步式

上身要求與馬襠式同，下肢是一腳在前，一腳在後（左右可以交替），前腿屈膝成弓形，身體重心側重於後腿（前三後七或前二後八），且曲中含直（直是指運用內勁，而非指外形）。然後按照選定的功法開始練動作（圖 1-14）。

第七節　收功法

收功有兩種作用：一是可使偏於練動功者在收歇之前，將散發於四肢的氣收斂歸根於中丹田（肚臍）內，以斂其精氣而固其本；另一種作用是可使偏於練靜功者（入手即靜坐、站樁或靜臥者）調和因意守過於集中專注而可能發生的瘀積，因為由「換意念活動」可使瘀積調勻，擴散，使氣血無滯。然而，初練功者可以暫不去勉強做收功法，可在練到腹部有氣感時，即練到腹部有脹滿鬆快感，有一種取之不盡的內勁時，再行收功法不遲。否則，等於鍋中無水而加火乾燒，雖燒無益。

收功法有兩種可以選練，也可每次都練。這兩種收功法古稱「法輪自轉」。

一、意想轉圈法

此法可在練靜思動時進行。操作時，仍需沉心靜氣，內視丹田，以意引氣。具體做法如下。

①以中丹田（肚臍）為中心，意想氣從左上方向右上方→右下方→左下方→左上方螺旋形地由小到大轉36圈（圖1-15）。然後，按原路線反轉，由大到小轉24圈（圖1-16）。這是男

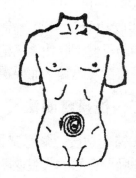

圖1-15　男子收功外轉法

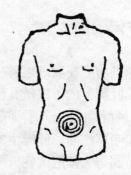

圖1-16　男子收功內轉法

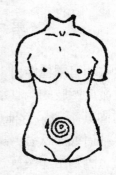

圖1-17　女子收功外轉法

子的練法。

　　②女子練法是轉的方向相反，即以肚臍為中心，由其右上方向左上方→左下方→右下方→右上方，由小到大轉36圈（圖1-17）。然後按原路線反轉，螺旋形地由大到小轉24圈（圖1-18）。

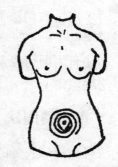

圖1-18　女子收功內轉法

　　③收功時，必須不急不躁，均勻行轉；收功後，稍稍沉靜片刻，再恢復行動。行動時，不得突然迅猛，而要緩緩恢復正常。

二、撫摸轉圈法

　　①練完功後，氣息歸根，即收至中丹田（肚臍）。這時，呼吸要自然，收視返聽，假想「青龍潛於左，白虎伏於右」。「青龍」指腎，「白虎」指肝，意為水火相濟；

②然後，右手握拳於肚臍左上方，向右上方、右下方、左下方、左上方自小而大轉 36 圈；

③然後，再反方向轉 36 圈，但轉時要自大而小；

④收功必須不疾不徐，均勻圓轉。

第八節　九字訣功

九字訣功是太極棒氣功的總功法，共有洞、搖、晃、轉、墜、簸、顫、抖、靜九種功法，均持太極棒尺進行，可全練，也可根據個人情況選練三兩個功法，持久練習即可收到功效。

一、洞字訣功

【作用】：

洞，意即空洞。有人將「洞」字誤以為「動」，這是不對的。要使自己身體放鬆得好，特別是胸、腹部，像變成空洞一樣，必須全身反覆放鬆，去掉僵勁。這種空洞的感覺在練功中感到連持太極棒都有了重量時，即表明在走向放鬆。此法適宜於練功一直不能放鬆、僵勁較大、不能入靜者選練。

【動作】：

取平坐式或馬襠步，兩掌心相對夾持太極棒尺兩端，在胸下腹前做上下提放：上提至與胸部齊高（圖 1–19，左圖），然後向前下方鬆放，如拋重物，放至兩臂似曲非曲、似直非直為度（圖 1–19，右圖）。提棒尺時要輕起，放棒尺時要借棒的重量下拋（棒不離手）。

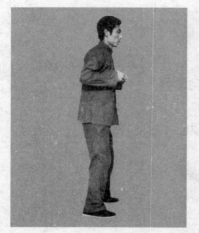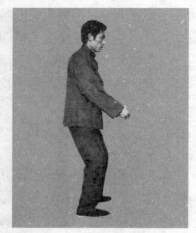

圖1-19　洞字訣功（左圖—提棒時；右圖—放棒時

　　如此一提一放為一次。提比放的速度要慢些，每分鐘可做 30～40 次。站式與坐式練法相同。坐式宜取平坐式。

　　【洞字要訣】：

　　　　立身或坐握棒尺，從下向上均勻提；

　　　　不快不慢隨心意，提至極點稍停息，

　　　　然後向下快於提，稍久鬆感遍全體。

二、搖字訣功

　　【作用】：

　　此功因以肩關節為軸一面搖動一面提放，所以，易使肩關節鬆開，引導內氣和內勁下行，適合於年老、病弱或失眠者選練。

　　【動作】：

　　取盤坐或平坐，兩掌夾持棒尺兩端，置於臍下，距小腹

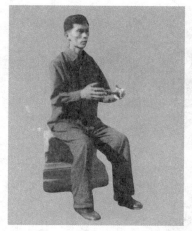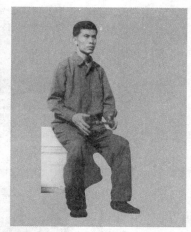

圖 1- 20　搖字訣功（左圖—低位時；右圖—高位時）

4寸許（圖 1-20，左圖）。然後以肩、肘關節為軸，一面搖動一面向前上方推出，送至胸間（圖 1-20，右圖）為止，微停，然後再放鬆兩臂，落回原處，為一次。搖動的幅度可自 4 寸至 1 尺範圍內（取盤坐式時，動作幅度可小些）。每分鐘可搖動 50 次左右，至收功時逐漸減少到每分鐘 30～40次，搖動的幅度可縮到 4～2 寸範圍內。

【搖功要訣】：

　　　撐尺躓上勿偏墜，一氣呵成至胸際；
　　　微停其勢意繼貫，歸時沉肘隨棒落，
　　　坐式運勁與丹連，起剛落柔陰陽變。

三、晃字訣功

【作用】：

以肘關節為軸進行晃動，適合於久病不能起床、下肢不

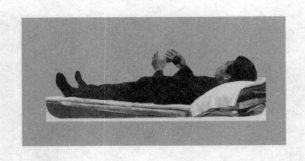

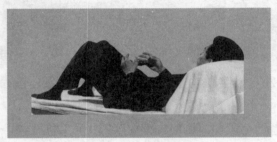

圖1-21　晃字訣功（上圖—仰臥式；下圖—半仰臥式）

便行動或因病習慣於背靠物而坐者選練，也適於心悸、氣虛、高血壓病或頭暈患者選練。

【動作】：

取仰臥或半仰臥式，兩手夾持棒尺兩端，屈肘，肘關節為支點平放在床上，然後在胸部和腹部之間來回輕輕晃動。每分鐘可晃動 30～50 次。晃動的幅度不拘，以靈便合順，不感到吃力為度（圖 1-21）。下肢屈伸均可，並可交替。

體質稍強時，可借其功勢增大晃動幅度，將棒尺下移到與臍相對，然後做微有「小抖」的功法。這樣做有時可能使胸、腹間產生一種「微震感」。但此功切忌用力，宜在「放鬆功」基礎上加練此法，其動度被稱為「寸動」或「寸

勁」。

有一定體力者也可直接練
此功，但要取站式——弓箭
步。做法是兩掌心夾持棒尺置
於肚臍前 4 寸許處，屈膝，一
腳在前，一腳在後。先站成弓
箭定步式，重心在中間或偏後
（圖 1-22）。然後，運用起
落步，隨身體前探後坐，兩手
同時一面做上下晃動，一面推
向前方和收回原處（圖 1-
23）。如此反覆進行，久之則
可引氣下行而入靜。其要點在
於分清前探後坐時全身和兩腿起落虛實的變化。

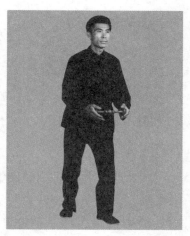

圖 1- 22　　弓箭定步式

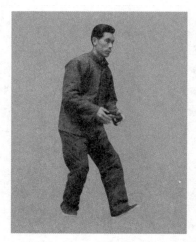 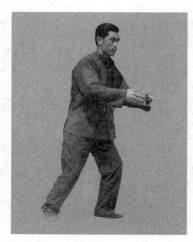

圖 1- 23　　晃字訣功（左圖—前探時；右圖—後坐時）

【晃動要訣】：

久臥病榻練晃功，持之以恆必痊癒，

莫看晃功動量小，要明關鍵在內靜，

排除雜念現樂觀，功到氣足體自堅。

四、轉字訣功

【作用】：

此功要求設想丹田像個氣球，隨太極棒尺轉動它也在腹中轉動。這樣久練，就會做到內外相合，前後呼應，上下相顧，動如車輪之轉，心意貫滿，圓滿無缺，不使有絲毫間斷。這是太極棒氣功的基本功法之一，可用於治病健身，也可用來練柔化勁。

【動作】：

可取平坐式（圖1-24），也可取馬襠步（圖1-25）或

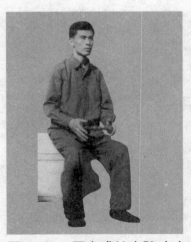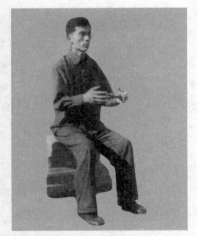

圖1-24　平坐式轉字訣功（左圖—低位時；右圖—高位時）

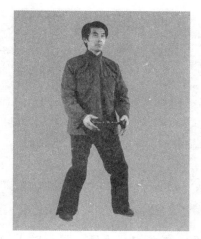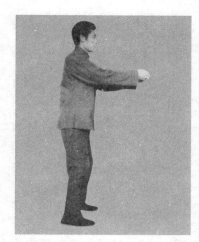

圖1-25　馬襠步轉字訣功
（左圖—低位時；右圖—高位時側面圖）

弓箭步（跨步可略放大）。兩掌夾持棒尺兩端，自臍下腹前
一面轉圈，一面微抖動弧形向上轉到胸部，然後弧形向內下
轉向腹部為一周，動作軌跡呈電波曲形，轉徑可自4寸至1
尺半，站式轉徑要大於坐式。

　　此功若取弓箭起落步，身體可隨棒轉動而移動；即向前
探身，重心在前腿時，後腳跟略離地；身向後坐，重心在後
腿時，前腳尖適當離地。這樣每前探後坐一次，兩手即同時
轉動一周或兩周棒尺，而且膝部始終要保持屈曲，上下相
隨，不失其合，不丟掤勁，動轉抖勁均衡（圖1-26）。

　　此功若取平坐式練，可以不必一面抖動一面轉動，而只
轉動即可。轉向恰與上述相反，即從胸向外下轉至腹部，然
後再向內上轉至胸部，為一圈。

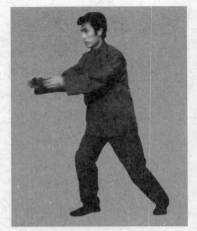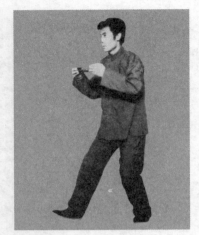

圖1-26　轉動弓箭起落步（左圖—前探時；右圖—後坐時）

【轉功要訣】：

　　轉功一氣尋無端，降濁固本貫丹田，
　　勁起足底湧泉穴，動轉自如仗腰間，
　　乾坤尺運周天轉，心火下降腎水添。

五、墜字訣功

【作用】：

　　墜功適合於因病臥床不起但尚有力練習者選練，但心臟病、氣極虛患者忌練。

【動作】：

　　仰臥床上（如床有彈性則更好），肘屈置於床上，兩掌夾持棒尺，兩腿平放或屈膝（參前圖1-21）。先做晃字訣功，然後定在中位，再將棒尺舉至極點（圖1-27，上圖），略停，但意不斷，隨即上舉之雙臂放鬆，借棒體下落

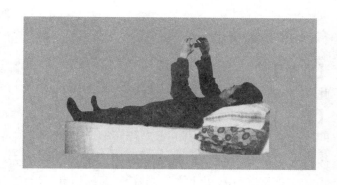

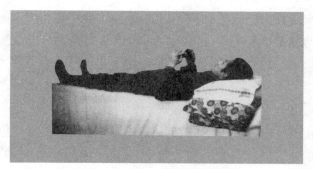

圖1-27　墜字訣功（上圖—高位時；下圖—低位時）

之勢向下沉墜至原起點處為一次（圖1-27，下圖）。若床有彈性，這時可帶動整個身體震動一次。每分鐘可做30～50次。上舉時切忌用僵勁，要柔中有剛，舒適自然，以免引起胸部緊張。

【墜字要訣】：

　　　　舉升降落法無疑，雙肘墜下似落錘，
　　　　牽動胃脘和內臟，消食化水食欲增，
　　　　津液增生送丹田，行功若累可稍停。

六、籤字訣功

【作用】：

此功適於呼吸系統慢性病或慢性腎病者選練。

【動作】：

取平坐式或弓箭定步式（步之跨距略大，重心在中間或偏於後腳，要分清虛實）。兩掌輕輕扣握棒尺向前推去，橫置於腹前，距腹部 6～8 寸許。然後，兩前臂稍用力下送，速度由慢到快，當感到內勁貫足時，其速度再加快；動到極點時，雙臂不主動上提收起，而體會其彈簧勁、螺旋勁、韌勁和如沾似連勁，並借此勁使兩前臂提收到原來位置。這整個過程為籤動一次。這個過程實際橫棒畫一個上下橢圓形小圈（幅度只有 2～4 寸許）。橫棒繞小圈運行時不是匀速運動，向下時由慢到快，達到「極點」時由快到慢，這就是所謂籤狀。這樣反覆練熟後，兩手心如同兩個軸承，棒尺似軸棍，隨動作的起伏，棒尺自身也可在掌中順時針方向轉動（圖 1–28）。

每分鐘可籤動 40～120 次。此功忌心急散亂而動，而要在心靜、意專、體鬆的前提下進行。

在環境和自身極靜時，可閉目練功（動度與動速均應酌減）。閉目後練功眼簾如無跳感，即說明其神已定靜，否則不閉目練功為佳。

【籤功要訣】：

勞宮持棒掌心空，出手墜肘臂伸筋，
牽動氣鼓帶水田，順應肺臟又益腎，
呼吸定息斂腎氣，散鬱自然固其根。

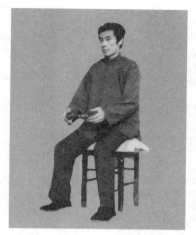
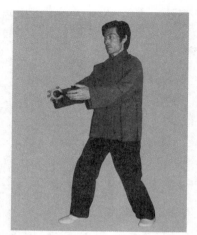

圖1-28　籤字訣功（左圖─平坐式；右圖─弓箭定步式）

七、顫字訣功

此功可取平坐式，也可取蹲襠騎馬站靠板式。採取平坐式時，兩掌心輕輕夾持棒尺兩端，以不滑落為度，舉與胸高或與中脘穴部位齊高（圖1-29，右圖）。

然後，雙手一股勁地向前下方放（呈斜直線與身體約成45°角），這就是所謂的「斜行錘顫其勁」（圖1-29，左圖）。下放到極點後，好像被反作用力量彈回來，一般又回到原處。棒的運行是向前下方呈斜線，然後又以原路線回到原處。但在這條斜線上運行的軌跡呈顫動形，如波似浪，直中微屈。在用勁方面，有突然發勁之意，一往一返為一次，每分鐘可做 30～40 次。

採取蹲襠騎馬站靠板式時，兩足平行分開寬於肩，屈膝下蹲，膝關節不過腳尖，兩掌心輕輕夾持棒尺，置於臍腹

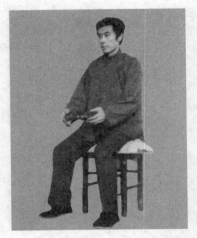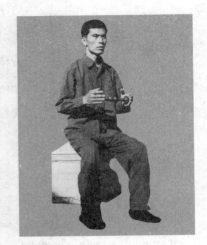

圖 1- 29　顫字訣功
（左圖—平坐式低位時；右圖—平坐式高位時）

間，距離腹部不過 1 尺，並以此處為中心，於 2～3 寸間，作為運動的行程間距。動作的勁路要求，均同上述平坐式，惟靠板時，胯部靠上板，板斜，但身要正，故背部留有間隙，非全然後背靠貼於板上（圖 1-30）。

　　透過棒尺動，催帶下肢也動，上體也動，即以棒尺動帶動全身動，全身動傳入功板，功板也動，功板動又催其身體動，以此互為作用，一動無有不動。

　　此功主練內勁，起升要慢於下落之動作，內外要相合，動則必含鼓蕩之勁。

　　在靠板站練此功時，有種提頂吊襠的拉緊度，這與其全身，特別是與胸以上及頭部之振幅關係密切，故應注意體驗和調整上下對拉的這種勁力，即體拔的鬆緊度。

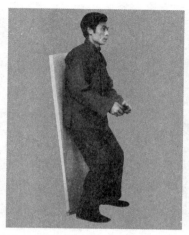

圖 1-30　顫字訣功（靠板式）

【顫動要訣】：

　　顫功鬆肩氣自降，丹實胸空氣歸根。

　　柔動似棉鬆捶顫，意氣雙至透真剛。

八、抖字訣功

【作用】：

　　此功要求在轉字功或洞字功的基礎上進行，但如取坐式，則可直接操練。練時，胸、腹肌肉如能充分放鬆，則透由抖動可以震動全身，特別是肺、腹部。所以，此功能促進胃腸蠕動，有助於治療胃病、低血壓、食滯、腹脹、肝鬱不舒、大便秘結、小便頻數等病。這是一種動靜結合、忽柔忽剛、剛柔相濟、上下兼顧、虛實並舉的基本功。

【動作】：

　　可取平坐、馬襠步式或弓箭定步式。兩掌心夾持棒尺置

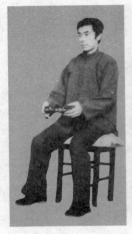
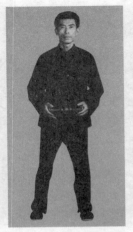
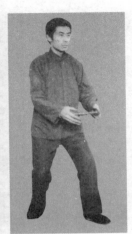

圖 1- 31　抖字訣功
（左圖—平坐式；中圖—馬襠步；右圖—弓箭定步式）

於臍前下方，距小腹 4～5 寸（圖 1-31），然後向前下方齊
動，要發出鬆中有一種「抖彈」的「內勁」，頻頻抖動，不
斷積蓄內勁。動作幅度在 2 寸以內，每分鐘可做 60～80
次。

　　若取弓箭起落步式，可持棒於心窩（中脘）和臍之間，
距身 4～6 寸，然後身向前探。前探時，前腿為支點，後腳
跟踏實勿動；靠後腳跟蹬踩之勁，一面抖動，一面向前推出
棒尺，距身 1 尺許（圖 1-32，左圖）；稍停，定住氣息，
再向後移坐其身勢，前腳尖提離地面寸餘，後腳實（圖 1-
32，右圖）。身勢在原地探進和坐退為一次。

　　亦可在上述身勢及操棒法，在向前探抖時，前腳實，後
腳虛，後腳乘動勢稍提高地面寸許，但其內勁無間。在回抖
其棒尺時，後腳實，前腳虛，前腳稍提離地面（方法同

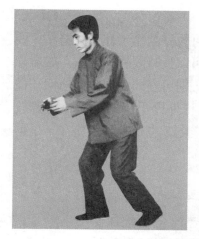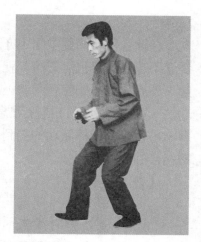

圖1-32　弓箭起落步抖尺功

（左圖—進身前實時；右圖—坐身後實時）

上）。這樣，實中虛，虛中實，前後腳相應。如此抖動，其
軌跡似電波曲線，每分鐘可做80～100次。初習時，可抖而
不動。熟練後，再一面動一面抖。

【抖功要訣】：

　　　　坐站調身把尺運，調理感情心意融，

　　　　抖棒外動牽內動，內外俱動得妙境。

　　　　欲得俱動在放鬆，形鬆意緊勁不空。

九、靜字訣功

　　此功可與上述八字訣功配合著運用，即在練各種功收功
之前，將棒尺收回，落至起點，然後練此靜功結束。

　　在練臥式時，可順勢棄棒尺於身側，只兩手握扣於臍上
或伸臂置於兩側，將心意穩固在肚臍內，靜守片刻，然後收

功。

在練各種功過程中間，亦可暫停動作，靜守肚臍。只要雜念不起，外界也無干擾，就可以長時間靜守下去。如雜念起，外界干擾（如聲音刺激），則可立即恢復選練任何一種功法，這樣，就可以排除雜念和外界干擾的影響，還歸於靜。這也是太極棒氣功的獨到之處，也是其妙用所在，是動靜結合的典型功法。

【靜功要訣】：

丹田有寶休問處，一念不生心如鏡，

一意清靜日常歡，六神合合體自安。

表裡身心俱能靜，空空洞洞氣勢騰，

靜極生動氣血行，祛疾延年不老翁。

第九節　五字訣組合功

這套功法是選擇九字訣功而組成的幾組練法，屬於一種「興趣」練法，因為有的人選練一式，就能堅持下去生效，而有的人則久久難以入門，心境浮躁，堅持性差。這種人就可選擇五字訣組合功，以便漸漸習慣於練功。透過這樣練功，有時可使人在不知不覺中對練功發生興趣，從而能持之以恆。

第一組練法

取平坐式，先練洞字訣功；練2～5分鐘，稍有鬆快感，即可轉入練搖字訣功；練2～5分鐘，肩關節感到鬆活時，即可轉入練晃字訣功；待氣息稍加收斂，即可轉入練轉

字訣功；練至有整體統一感時，即可轉入練抖字訣功；抖練至全身鬆快或稍見汗時可仍堅持練下去，也可轉入靜守。

第一組五字訣功簡要說來是：洞→搖→晃→轉→抖。

第二組練法

取馬襠步式。功法順序是洞字訣功、搖字訣功、抖字訣功、晃字訣功、轉字訣功、靜守（各功要求，分別同上）。

第三組練法

馬襠步、弓箭步和平坐式交替採用。功法順序是洞字訣功（取馬襠步，要求同前）、搖字訣功（一切要求同前）、晃字訣功（取弓箭步，意念集中於運動的感覺上並數其數，濾清遊思，達到心意融合）、抖字訣功（取弓箭步，身體重心偏於後足，以 7 比 3 為好。此時意守命門穴，勁由此向肚臍發以至動作上，練 2～5 分鐘）、轉字訣功（仍取弓箭步式，惟跨步放大至 1 尺半許，兩腳掌平均著力，為雙重式。

動作是在轉棒的同時，身勢隨著前探和後坐，但前後足均不做起落，而是靠足關節及膝關節角度的改變來實現其身勢的前後游動；左右腳可交替；練 5～10 分鐘）後，靜守（以平坐式為主）。

以上三組功法，不管選練哪一種，在其過程中間，如果練至某字訣功感到舒適無比時，即可延長時間練下去，也可不必再練其他功法。

第2章

太極棒保健功

這部分功法，不僅動作複雜些，而且對內部要求也高，即要求做到心與意合，意與氣合，氣與力合，這也是練內家拳的要求，稱為「內三合」。這部分功就是要在丹田功的基礎上來操練撮、滾、摟、擺、抖體、剁、垂等動作的。這樣久久堅持練功，可做到由內及外，氣到力生，剛柔兼致，體力自強。正如趙中道先生生前所寫的歌訣那樣：

> 肝木搖來氣血生，肺金吸盡自然清，
> 心頭火降添腎水，胃能化食脾安平。

一、撮滾摟功

【預備姿勢】：

取平坐式，上體自然鬆靜，兩眼收神平視前方；兩手手心向下，虛握太極棒尺放在大腿根處，以便滾動（圖 2-1，左圖）。

【動作】：

①以腰為橫軸，上體前傾，雙臂隨身體前傾自然向前伸移，同時兩手撮滾太極棒至膝蓋骨外稍停（圖 2-1，右圖）。

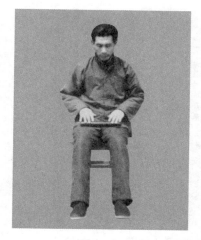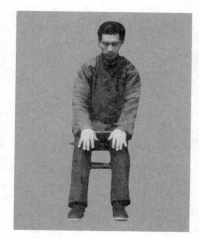

圖 2-1　撮滾摟功
（左圖—預備姿勢；右圖—向前撮滾時）

②上體緩緩抬起，恢復原狀，同時把棒摟滾回原處。

③先撮滾而後摟滾，一出一回為一次，以每分鐘 28～30 次為宜。

④撮摟滾動要與意守丹田相配合，要意氣力合。

⑤練功時，兩眼要注視棒的滾動，隨之來回移動，含神於內，不可左顧右盼，東張西望。

⑥口鼻呼吸始終要自然。但前傾時，要意想氣從丹田向前呼出，摟回時意想氣收回丹田，如此配合，意想氣驅使上身前探後依。

二、擺 動

【預備姿勢】：

同上前平坐式，惟扣握棒尺兩端。

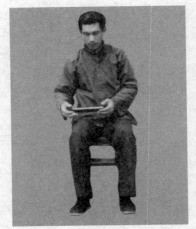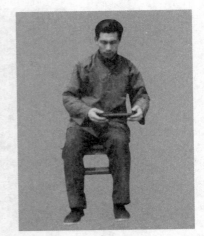

圖2-2　擺動（左圖—向右擺；右圖—向左擺）

【動作】：

①以臀部為發勁點，腰勁要隨，催動上體帶動著兩臂扣握著棒尺向左右擺動。

②一左一右擺動為一次，每分鐘擺動 68 次左右為宜。

③棒尺在腹前左右擺動時軌跡路線呈凹進的弧形，即半月形（圖2-2）。

④勁如刷油漆的黏勁，意守臍內或會陰穴，此功有助於健腰固腎助陽。

三、平坐抖體

【預備姿勢】：

同前平坐式，惟兩腿要向前伸直並放鬆，左右分開，相距尺半許。兩腳腳跟著地面。十趾斜形放鬆勾向前上方，與地面呈 45°角。坐定後，全身放鬆至腳跟，此式稱為抖體

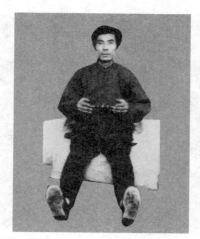

圖2-3　平坐抖體

式。

【動作】：

①兩手夾持棒尺，置於中脘前，相距4～6寸許，兩臂呈橢圓形，空腋（圖2-3）。

②然後兩臂持棒尺反覆進行「抖彈」，兼有「剁功」之勁（參見剁功）。

③兩手抖動時，可帶動腰腹以及腳掌、趾部隨著一起震動。

④全身要放鬆，意氣要沉於丹田，尤需提頂（即頭向上輕頂），心神貫神。

四、剁 功

【預備姿勢】：

取平坐式或騎馬蹲襠式。平坐式是兩腿自然左右分開與

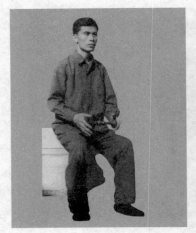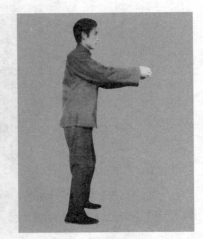

圖2−4　剁功（左圖—平坐式；右圖—騎馬蹲襠式）

肩同寬，兩腳平行，全腳掌著地，平坐在床沿或凳上，上體
正直，鬆背，微含其胸，棒尺要以中脘為中心，坐時為低手
位，站時為高手位，肘關節彎曲放鬆，肩肌鬆沉，兩臂呈環
形；雙目平視或視向前下方（圖2-4，左圖）。

　　騎馬蹲襠式是兩腳左右分開，略寬於肩，雙膝屈曲，鬆
胯，腰有坐勁，兩腳掌平均著力，上體稍向前傾（圖2-4，
右圖）。其上身與手的操作，完全同於平坐式。

　　【動作】：

　　①兩手扣握棒尺，用抖、顫、彈三種合成的勁，向前下
方快速而急劇地進行「寸動」。所謂「寸動」，即其動作幅
度只在寸間，所以亦稱「寸勁」或「剁」。一般人每分鐘可
以「寸動」100次上下，體弱者可以酌減。

　　②在練此功中間，可加練「洞字訣功」的提放動作，以
舒展其臂勁，更好地進行高頻「寸動」。

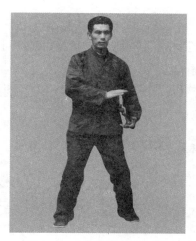

圖 2 – 5　捶放（左側）

③剁功特點是側重於胸以上、頭以下各部位之震動，口似張非張，放鬆抖動時可同時引起「叩齒」。

④此功忌縱肩，動作要不僵不拙。

⑤全身要放鬆，意想氣從丹田發出做上下的「寸動」，要靠意氣鼓蕩而動。

五、左右捶放

【預備姿勢】：

同剁功的馬襠站式，不同的是一手心朝上，一手心向下，如抱球狀，其中間扣托棒尺，斜著置於身體一側（圖2–5）。

【動作】：

①勁起於腳心（湧泉穴），節節上貫，以臍為中心做上下升降式捶動，猶如古時女子作揖的動作。捶動的幅度為3

寸許。

②膝關節也要隨之微動，使全身都隨著上下捶動，但其勁是從下而上。

③每分鐘抖動 72～82 次為宜，左右兩側交替進行，其他要求同上。

六、靠板式抖尺功

練功前要準備 6.4 尺×1.5 尺×0.6 尺的木板一塊，斜立於牆面上，板下端距牆根 8 寸許，並以釘固定其底端（或地面開槽下臥，深 3 寸）。

【預備姿勢】：

取蹲襠騎馬式，兩腳左右平行分開，相距 2 尺許；屈膝，膝關節與腳尖平，體力好者最好超過腳尖 3～4 寸；鬆腰鬆胯，圓襠下沉，上體微有虛靈背靠板面提頂之勁；目視斜下前方或視棒尺中部（圖 2-6）。

【動作】：

①兩手心扣握棒尺兩端置於胸際，相距 4～6 寸（圖 2-6，左圖）。

②兩手向前下方自然斜行發抖彈之勁，動度只在 2 寸間。

③此功側重於臍以上，特別是胸以上的振動，是由上而下產生共振的。

④另外，也可以將兩臂向前下伸，距臍下小腹尺許，即在膝的後上方，向前下方斜著發抖彈之勁，目平視，神內含，抖彈的幅度為 3～4 寸（圖 2-6，右圖）。

⑤練功時要心靜神凝，氣沉丹田，勁發自脊部。

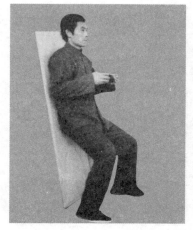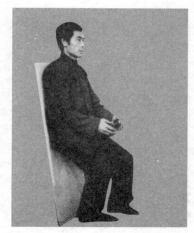

圖2－6　靠板式抖尺功（左圖—高勢；右圖—低勢）

⑥此功能與木板產生「共振」，下肢很快會有酸熱之感；再持續下去，熱感會傳遍周身；再堅持練，全身會微汗，這時要防止風吹或解衣乘涼，以免引起傷風。

⑦功畢，兩退伸直站立，伸展下肢，左右各數次，呼吸調勻，再散步片刻，同時意想氣息回歸中丹田臍內。

七、抽勁功

【預備姿勢】：
取平坐式，兩腳分開，稍寬於肩。

【動作】

①兩手扣握棒尺置於小腹下，相距6寸許（圖2-7，左圖）。

②一股勁地向後上方抽抖，抽抖至中脘穴上、膻中下部位，稍停（圖2-7，右圖）。

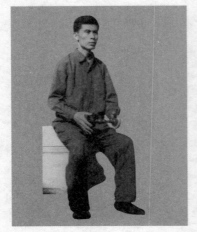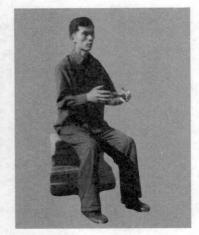

圖 2－7　抽勁功
（左圖—低位時；右圖—高位時）

③再向前下方斜行舒展，緩慢地放勁至原起點處。

④如此反覆進行，一上一下為一次，每分鐘抽抖 36～40 次為宜。

⑤始終意守肚臍。上提用抽抖勁，下放用綿展勁。

八、陰手左手扭棒

【預備姿勢】：

兩手心向下，拇指在下，分別橫握棒左右兩側，置於臍上、中脘穴下。步型姿勢同於「靠板式」，惟站得稍高。要屈膝塌腰，圓襠鬆胯，提頂神貫，含胸鬆肩，垂肘下氣（圖 2-8，左圖）。

【動作】：

①意守丹田（肚臍），運勁於腕掌及指，同時握棒相背

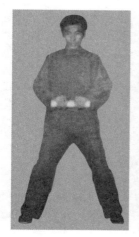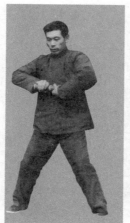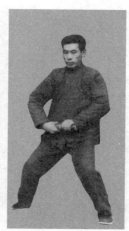

圖2-8　陰手扭棒
（左圖—預備姿勢；中圖—升時；右圖—降時）

扭動（即左手向前下方扭動，右手則向後上方扭動，形成一
對力偶），兩股勁要相隨相顧。

②兩腿彎曲，重心下降，彎曲程度根據個人體質情況而
定。

③兩手再向相反方向扭棒，兩腿微伸，重心上升，雙手
橫握棒亦上運。

④隨這樣上下移動，兩手即向相反方向扭動；扭到最高
點時，兩手心斜方向相對，即所謂一陰一陽；扭到最低點
時，手心仍斜相對，但陰手變陽，陽手變陰，高不過胸，低
不逾恥骨，如此升降數十次。

⑤動作要一動無有不動，全身要隨著扭動使出一種全身
勁來（圖2-8，中圖和右圖）。

⑥始終要保持上虛下實，腰勁始終要向下鬆沉，身引勁

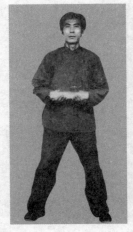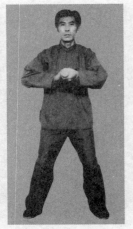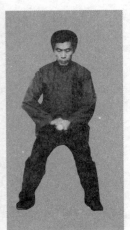

圖 2－9　陰陽手扭棒
（左圖—預備姿勢；中圖—高位時；右圖—低位時）

動，勁隨身換，分清左右手虛實的陰陽變化。

九、陰陽手扭棒

【預備姿勢】：

　　兩手心向上，分別橫托握棒體左右兩側（圖 2-9，左圖），橫置於中脘穴前。步型與陰手扭棒法完全相同。

【動作】：

　　①在重心意欲下降時，先以左手向裡擰扣扭轉 90°，使棒由橫變為直，其端與自身相對，而右手握棒隨勁轉動，棒端必然指向前（圖 2-9，中圖）。

　　②緊接著兩手握棒陰陽交換，在向下蹲身的同時伸臂，把棒送至腹間（圖 2-9，右圖），稍停。

　　③然後升起，方法同上，方向相反，如此反覆練習。

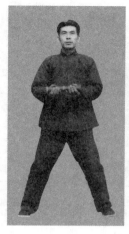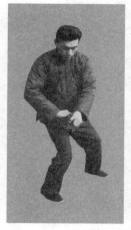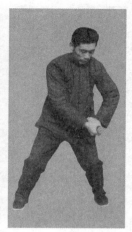

圖 2－10　陽手扭棒
（左圖—預備姿勢；中圖—向右扭轉；右圖—向左扭轉）

④動作要和內勁相合，協調得力，上下肢緊密配合，不僵不拙，最好能降呼升吸，吐納配合。

⑤次數可依自己情況做 24 次、36 次、48 次、72 次不等（每一起伏為一次），做完後，一手握棒，兩臂下垂放鬆。

十、陽手左右扭棒

【預備姿勢】：

手心朝上，稱為陽掌。兩手橫握棒體置於中脘穴附近，距身 6 寸許（圖 2-10，左圖）。

【動作】：

①以腰為軸，意守丹田，先向右側扣擰扭轉其棒至右大腿上方。此時，棒端分別斜著指向前後。

②恢復預備姿勢，然後再向左側扭轉到左大腿上方。這

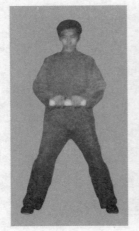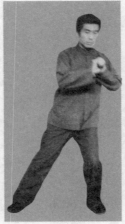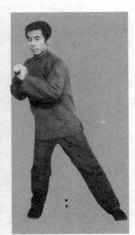

圖2-11　陰手胸側扭棒
（左圖—預備姿勢；中圖—左轉；右圖—右轉）

　　時，左手為陰（手心向下）扣住其棒靠身裡，右手靠外距身
遠，稍停，此時重心偏於左足。

　　在移動重心時，腰腹要配合發出一種完整的裹勁。如此
反覆交替向左右扭轉，次數因人而異（圖2-10，中圖和右
圖），然後收功。

十一、陰手胸側扭棒

【預備姿勢】：
動作同上，惟手心朝下（圖2-11，左圖）。
【動作】：
　　動作姿勢、步型和用勁多同於陽手左右扭棒法，左右轉
動亦相同，且兩肘間有抱合之勁。

　　①向左轉動時，左手心向上近左胸際，右手心向下扣於

左前方，握棒時合谷穴相對，兩臂肌肉呈螺旋形拉緊，身體重心移向左側（圖 2-11，中圖）。

②兩手扭勁鬆緩，恢復原來姿勢，然後再蓄氣接著向右側，動作相同，連續不斷，惟方向和重心相反（圖 2-11，右圖）。

【幾點說明】：

1. 上述兩種扭棒法，動作要能發出螺旋勁，腰腹要配合發出裹勁，上體左右轉動及下肢動作要協調。內勁要相續，節節貫穿。

2. 這兩種扭棒功，只能用太極棒進行，是一種比較強勁的整體功法，活動範圍大，肢體的運動比較複雜，力偶縱橫交錯，尤其適合體質較強壯的人選練。此功的強度可由個人掌握，運動量可大可小，可快可慢，以每分鐘 30 次為宜。

十二、立式推撐轉棒

【預備姿勢】：

取弓箭定步式（胯、膝、踝諸關節可隨之而動），體重偏於後腿；兩手一陰一陽握棒，一手在上，一手在下，呈立式。

【動作】：

①一面棒在掌中撐轉，一面兩臂合力向前推到距上體 1 尺許的地方。推時，要有含蓄的彈性勁。

②撐扭動作不停，再由極處向回拉至原處。向前推為擠，為開，為呼勁；向後拉為捋，為合，為吸勁。推拉動作的間距為 6 寸許。

③隨兩臂推拉，兩腿重心前後水平移動，即向前移時使

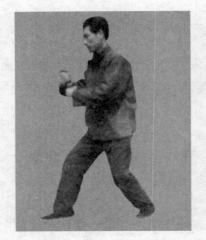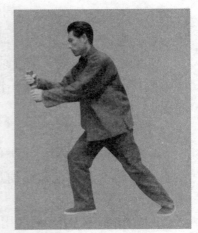

圖 2－12　立式推撐轉棒
（左圖—後拉時；右圖—前推時）

　　兩臂向前伸推，向後移時帶動兩臂屈肘後拉。前移時，前腳
變虛為實，後腳由實變虛；後移時，其虛實相反。豎立起來
的棒體中部，與膻中穴相對（圖 2-12）。

　　④前後步式可交替進行，上肢動作相同。

　　⑤握棒推轉和握棒拉轉時，襠勁要往下而圓，要開合有
致，由內及外，上下兼顧，靈動勁整。勁起於後腳跟，節節
向上貫穿。

第 **③** 章

太極棒鬆靜功

太極棒氣功的各種功法都要穿插做鬆靜功，其姿勢和方法有若干種，僅介紹三種供做其他功後或做功當中選用，也要單獨用來健身。

一、鬆腰活胯

【預備姿勢】：

自然站立，兩腳相距約一拳之隔，稍屈雙膝，兩臂自然下垂，兩手自然，似空握，平視前方（圖 3-1，左圖）。

【動作】：

①左腳提離地面半寸許，向左橫開一步，距右腳 2 尺許著地。

②左腳一著地，即提右腳，向左腳併靠，至似挨非挨之際，腳尖一著地即向右返回，距左腳 2 尺許著地。

③右腳一著地，即再提左腳向右靠併，動作同上（圖 3-1，中圖和右圖）。

④如此右腳向右開，左腳向右併，左腳向左開，右腳向左併，兩側橫向交替移動，次數多寡自便。

⑤兩臂的安放有三種形式：一是自然下垂，無動作；二是兩手叉腰；三是右掌心扶在左掌背上，然後扶在臍或腹

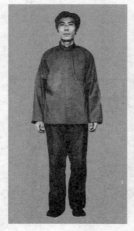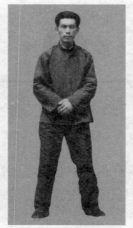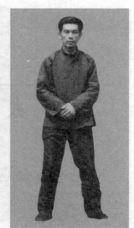

圖 3－1　鬆腰活胯

（左圖—預備姿勢；中圖—向左跨步；右圖—向右跨步）

部，似在用意暖其臍腹部位。

　　⑥收功時，恢復成預備姿勢，靜站片刻，即可恢復日常活動。

二、童子拜觀音

【預備姿勢】：

　　自然站立，兩手下垂，兩腳相距如肩寬（圖 3-2，左圖）。

【動作】：

　　①右手虛握拳，左手扶在右拳背上，抱到臍腹前。

　　②向前上方高舉，虎口向內，高不過鼻；同時，提起右腿，高低不限，以提至極點為佳；左腳全腳掌著地，穩站為金雞獨立式，稍停（圖 3-2，中圖）。

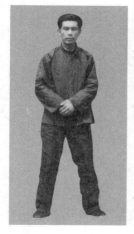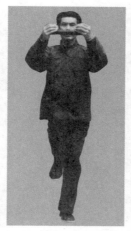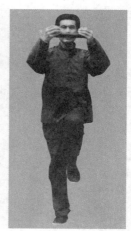

圖 3-2　童子拜觀音
（左圖—預備姿勢；中圖—提右腿；右圖—提左腿）

　　③調勻內氣，將高舉之雙手和右腳一併放鬆（沉氣）落至起點上。

　　④提起左腳再做，動作相同（圖 3-2，右圖）。

　　⑤如此反覆進行，速度以每分鐘 30～40 次為宜。

三、抖降轉升

　　【預備姿勢】：

　　取馬襠步式，兩腳分離比肩寬，兩手夾持太極尺於中脘前，距腹部 4～5 寸（圖 3-3，左圖）。

　　【動作】：

　　①稍定神意，即開始輕抖其尺，一面抖動，一面屈膝下降成半蹲式（圖 3-3，中圖）。

　　②抖降其尺始終不停，抖是「寸抖，寸降」，與身勢要

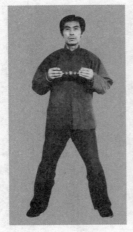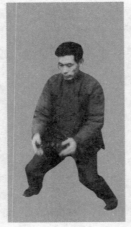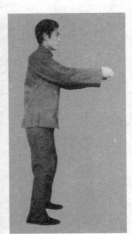

圖3-3　抖降轉升

（左圖—預備姿勢；中圖—下降時；右圖—起身伸臂時）

配合得宜。

　　③呼吸自然，但下蹲時以呼氣為宜，以便內氣能緊密配合下蹲動作。

　　④稍停，然後兩腿徐徐變直，直到微屈時止。太極尺則自下隨身弧形向前上方舉起，成伸臂，與膻中穴平（圖3-3，右圖）。

　　⑤然後，一面抖動，一面再收回原處，再做。如此反覆練習，次數不拘，一般以練5～7分鐘為宜。

　　⑥此功特點是身體內外都有放鬆之感覺，極有助於上鬆下實，充實內勁。

第 **4** 章

太極柔術

　　據趙中道先生講，太極柔術原有八剛、八法、十二柔、二十四手，稱為剛柔並濟之術。八剛係藏於八法（沾、連、黏、隨、掤、捋、擠、按）中的特種技藝。八法除有此技擊作用外，還有出色的保健強身作用，所以稱之為柔術。

　　趙中道還指出，搖棒功可養「太和」（精、氣、神），摸魚功可養「中和」（安舒肝臟等），揉掌可調劑心神。所以，這些柔術功常被用來作為太極棒氣功的輔助功。這些功法有的適於體弱者選練，有的適於體壯者練功夫時選用，可依個人愛好而定。

一、踩滾功

　　①端坐，兩手心向下（陰掌）扣放在左、右大腿上，用一腳或兩腳踩在木質或塑料圓棒上（棒長一尺左右，直徑為1寸左右）。

　　②用兩腳踩時，一隻腳大腳趾踩木棒，另隻腳腳跟著地勾止（圖4-11，左圖）。

　　③先向前滾踩，至腳跟處再回踩至腳趾，如此反覆前後滾動，左、右腳交替進行（圖4-1，右圖）。雙踩時，可併步同踩。

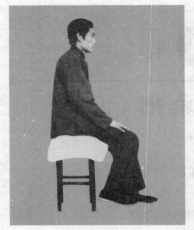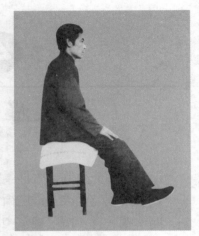

圖 4 - 1　踩滾功（左圖─回收；右圖─前滾）

④每分鐘滾 40～50 次為宜，次數過多，易緊張，以不疲倦為度。

⑤此功除能增強下肢肌肉外，還能壓擠腳心，按摩湧泉穴，有助於降血壓和安眠。

二、開合功

①取弓箭起落步式，兩手心向下（陰掌），指尖向前，虎口相對，置臍腹前（不持棒尺）。

②隨身前探（前移），兩手左右展開，經兩側弧形畫圓環抱著推至前方。虎口湊近相對，此為合。勁要貫足，如捉猛虎。

③然後重心向後移坐，前腳尖抬起離地，腳跟著地；同時，兩手一併向自身弧形撤回至起點，虎口相距 6～8 寸，此為開。

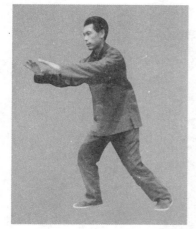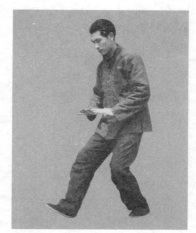

圖4-2　開合功（左圖—前探時；右圖—後坐時）

④這樣由開畫到合，為一次。開為回手，掌偏於臍下，合為出手，與胸平（圖4-2）。

三、摸魚功

此功可說是一看就會，一說便通，既省力，又省腦筋，非常容易為人們所接受。在空手仿效摸魚動作時，兩手心朝下，如同手背上放有一碗水，摸時不使水溢出，即要求不急不躁，手運平穩。這是養氣功夫，是在功中求靜，靜集氣凝，以達到定心散慮，心平氣和。趙中道先生曾就此寫詩曰：「貪欲無窮失卻真，用心過度喪元神。其形消散心中和，傷本何能保此身。平手摸魚莫輕視，養氣固本健腎腰。」

【動作】：

①取弓箭步，兩手手心向下，置於臍前，前腳尖抬離地

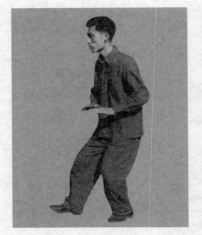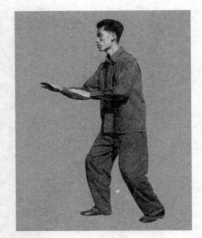

圖4－3　摸魚功（左圖—後坐時；右圖—前探時）

面，腳跟著地（圖4-3，左圖）。

　　②隨身前移（前探），右腿變實，兩手同時由一側向另一側圓形畫弧，猶如摸魚（圖4-3，右圖）。

　　③初學時，假想胸腹前有一口大缸，缸口直徑1尺左右，兩手隨全身前移後坐順缸沿摸魚。

　　④也可假想人站在水中，兩手在水面摸魚；也可想像在沒胯的水中摸魚，好像有水的阻力和浮力一樣。這有助於精神內斂，藏神於內。

　　⑤最後可進一步假想全身沒於水中摸魚。這樣假想身手真地在水中摸，會感到似有水的阻力，有助於做到運掌不空，有含蓄之意。

　　⑥全身在前移後坐時，勁要由足跟起，經腰背而至掌指，節節貫穿不斷。

　　⑦摸魚功動作簡單，但餘味無窮，效果又顯著，歷來受

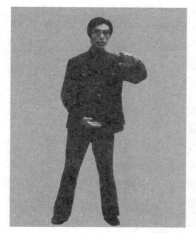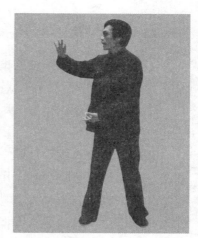

圖4－4　揉空球功（左圖－向左時；右圖－向右時）

人喜愛，正如歌訣所說：「空手摸魚非兒戲，看易做易其非易，定住心性補虧損，靜中生動內養氣。空中意動畫圓弧，調和血氣固命門，呼吸自然穩住氣，練虛成實精自生。」

四、揉空球功

①兩腳左右分開，略寬於肩，微屈膝，兩手假想抱著一個大球。

②以腰為軸帶動全身和兩手假想揉球，由左揉到右，左手向右下方畫弧，右手向左上方畫弧，兩手心始終相對，似托抱球。

③再由右揉到左，右手向左下方、左手向右上方畫弧，兩手心相對，球如在手中轉動（圖4-4）。

五、揉球功

①將一個球置於平整的桌面上，球頂最好不高於中脘穴。球徑大小與籃球相似，用任何材料製成均可。

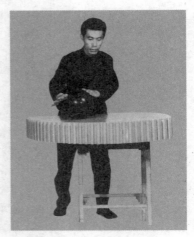

圖4-5　揉單球

②取弓箭步，兩手扶球，前後左右揉球，身隨手動，用整體勁，一動無有不動，運勁同太極拳推手。其他要求與揉空球功同，關鍵在於全身放鬆，意守丹田，動轉自如，勁由內換。

③此功練到一定程度，可練得在大動之中有微動，微動之中寓大動，內勁不斷，柔和貫穿（圖4-5），若重練，可用石球。

④單球功練熟了，可用指、掌、腕、手背或臂之前節揉球。

⑤要做到力自足發，由腰、背、肩、臂運至掌指，傳遞到球體，揉動不可間斷。

⑥左腳在前時，球可由身右側開始揉。換腳時，從身左側揉起。但在換腳時，要做到意欲向左勢必先右，意欲向右勢必先左，往復須有折疊，意氣鼓蕩。

⑦球出時，前腳實，後腳虛；球回時，相反。虛腳腳尖或腳跟抬離地面，但運勁不斷。

⑧手不離球，球不離手，球轉身手隨，球雖有硬度，動

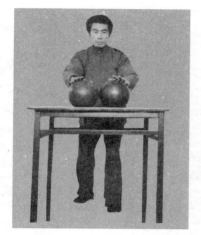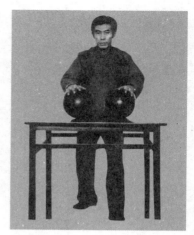

圖4-6　開合揉雙球（左圖—合時；右圖—開時）

起來周身似軟銅，球面與手掌如膠似漆，沾連黏隨，一動均動，內外兼顧，上下呼應。

⑨雙木球懷式揉法

步式方法同上，掌指扣扶於球頂，兩手同時向左或向右揉動，動起來猶如自行車鏈條與前後齒輪相連的動。

⑩開合揉雙球功

兩腳前後分立相距一二尺，面朝前方，二球並列，兩掌左右各撐一球（圖4-6）。運勁同上，運動路線同「開合功」。

⑪在揉轉過程中，有時會精神抖擻，意欲發勁。此時，可以精、氣、神為本，手、眼、心法、步為根，勁從足跟起，節節貫穿，專注一方而發勁，但並不破壞勁的連貫。

⑫揉球功要訣是：太極球轉心意隨，圓轉自由似推手，沾連黏隨內勁充，周身上下緊相連，揉之久而得妙境，閃展

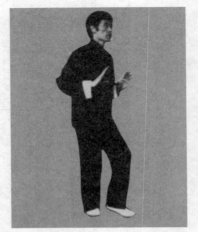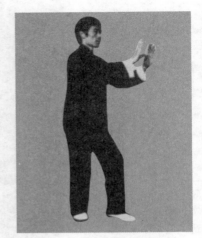

圖 4－7　吊球功（左圖—發出前；右圖—發之後）

騰挪貴在神。

⑬揉單球宜用圓桌，揉雙球宜用長方形或方桌。

六、吊球功

①將一綿中含剛的球體吊在半空（高與胃部平）。

②取弓箭活步，前腳進步，後腳跟上，整個身體前移。兩臂彎曲，手腕後撐（坐腕），五指自然分開，虎口斜相對，相距數寸，呈球面弧狀；以全手掌指觸球，全身前撲將吊球發出；後腳可跟進，也可不動。

③然後身體後移，重心在後腳，前腳收回，腳尖著地，靠攏後腳。

④球發出後，自然會擺回來，此刻兩臂伸直待球回擺。當球幾乎觸及手掌時，手掌輕觸球收回，以緩衝其擺力。待球到胃脘前 10 公分左右時，再前撲將球發出。

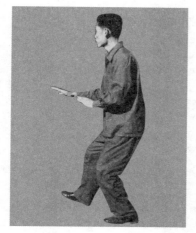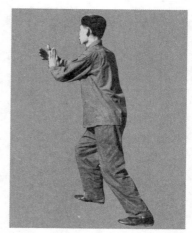

圖 4 – 8　擠功（左圖—後坐時；右圖—出手時）

⑤如此數十次。接發球也可活步式，其勁亦出自後腳，全身用勁（圖4-7）。其餘要求與揉球功相同。

⑥吊球功要訣是：站定身勢含預動，虛靈貫勁神宜斂，梢節領勁根節繼，支撐八方玲瓏透。

七、捋擠功

①凡回手向後回勁者，為捋。凡向前推出勁者，為擠。二者運化形成捋擠功。

②取弓箭步，一腳在前為虛，腳跟點地，兩掌心向下（陰掌），一前一後（圖4-8，左圖）。

③隨弓膝向前移動而翻轉右腕，並與左手相接形成合力，隨即向前擠。擠至右腳意氣降實而停（圖4-8，右圖）。

④右手翻轉，手心向下成陰掌，捋回原狀，如此反覆練

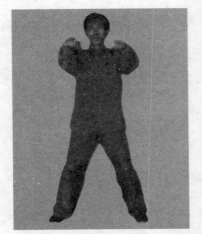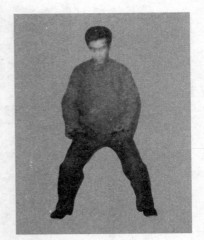

圖4-9　掤按功（左圖—掤時；右圖—按時）

習。

⑤動作必須慢而含蓄，在弓膝推進時，後腳蹬勁要由夾
脊而擠出，是一種整勁。

八、掤按功

①掤為膨脹上承之意，如氣球升騰，故向上勁為掤。按
為勁從上向下方或斜下方抑按之勢，如按氣球。

②取騎馬蹲襠式，兩手虛握拳，兩臂始終保持微屈，自
小腹臍間向前上方掤，高平於肩，成前平舉。

③稍停，穩定氣息後，鬆胯、下腰、屈膝、蹲身，同時
由拳變掌，沉肘坐腕一股勁向下按（圖4-9），掌心涵空，
坐腕，指有麻熱感為宜。

④待整體勁下實，繼而再虛握拳上升，如此反覆進行。

⑤掤起時，深吸氣；下按時，深呼氣。力由足發，勁要

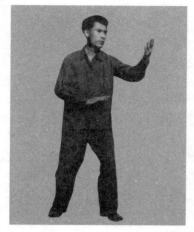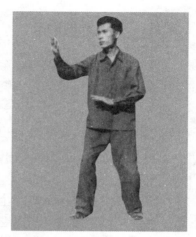

圖 4 – 10　分掌功（左圖—左分掌；右圖—右分掌）

完整，具升具降（升為開，降為合）。呼吸之氣勿強壓。

九、分掌功

①取弓箭步，在身勢向前移動時重心在前腳，眼隨手動。向後坐時，上體不可後仰，要含蓄，坐胯，支撐八方，顧及前後左右。

②配合身勢前移和後坐，同時兩掌一陰一陽螺旋式地左右分開（有橫、攢、抹、裹勁的感覺）。

③動作要以腰為主宰，身手、肢體相應一致，前手指與眉平，後掌按於臍下（圖 4-10）。

④要點在於內勁勿斷，連續運動，可微汗而止。在雙掌交錯時，高掌位時有氣動感。

十、二人單搭推手

①甲乙二人相向站立，全身放鬆，勁力下沉，相距一臂之隔。

②二人右腳各向前邁一步，腳趾內側相對，相距10公分左右。

③二人右臂同時向前上舉，屈肘，展掌斜立，以掌背根部相觸，交叉相搭，其勁不外乎掤頂（虛靈頂勁）和沾連

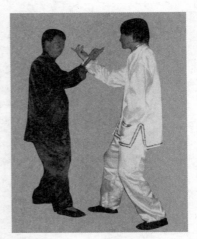

圖4-11　二人單搭推手

黏隨，左手自然屈指（似握空拳），垂於體側或叉在胯上，中、食指尖朝向腹部，重心在兩腳中的襠間，此係「中性」之勢（圖4-11）。

④當重心前移，做前弓後蹬之勢時，所搭之掌可由甲方主動向乙方胸前曲中含直地推去，乙方則以黏合不頂不抗之勁迎合對方的推勁，重心後移（坐胯下腰而不是後仰），並以腰為軸，上體向右轉動，同時右臂彎曲，向右外側畫弧，將甲方的推手引化。

⑤此時，甲方的胸前空虛，乙方乘機向對方胸部推去，對方再用同樣的方法將推來之手引化落空。

⑥如此甲乙雙方的手如黏在一起，不相脫離，循環不已，次數不限。

⑦雙方前後改變步式，動作相同，惟方向相反。

⑧二人也可以在胸前畫平圓，反覆進行。

⑨整個動作都要沾連黏隨地用引勁、卸勁、化勁，前移後坐重心要平穩緩慢，不使拙力、暴力，動作不丟不頂，不抗不墜，雙方周身協調，配合默契。

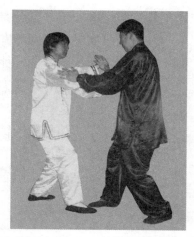

⑩推掌時，手心向前；後坐時，前臂呈縱軸向外轉動，手掌外旋，使手心向內側。前腳腳跟不離地，腳尖就勢離地寸餘。後腿曲中求直，貴在含有「內勁」。再向前推出時，

圖 4 –12　二人搭運合掌功

前臂內旋，掌心朝對方胸部。如此周而復始進行操練。

十一、二人搭運合掌功

①甲乙雙方左腳各向前邁一步，站定身勢，重心均於襠中。

②雙方各出右掌，坐腕，掌指斜立，以雙方掌外側後谿穴的附近部位相搭合住勁。

③雙方另一掌均以掌心托貼對方肘尖外部，此稱為「中定式」（圖4-12）。

④甲方主動展掌施用沾連黏隨之勁與對方合接，上肢自右而前而左，平面圓轉畫圈，直徑分別約為 2、4、6、8、10寸，以內勁不脫為原則。開始畫圈時可由小至大，收功時要由大至小，復為「中定式」。

⑤上肢前畫時，身體重心向前探身而移於前腳，其後腳

隨前探微離地面，但其腳趾蹬、踩、繼之勁切勿中斷。

⑥當上肢向左畫圈回轉向後坐身時，其身體重心移於後腳，前腳尖自然提離地面，比腳跟提離高度稍大。

⑦雙方動作相同，當雙方更換前後步式時，動作相同，惟上肢揉轉方向與之相反。

⑧揉轉久了，可探聽出彼此的心理狀態，在運轉中，對方若有「失神」，即可感知。所以歌訣曰：二人合掌身心意，圓轉自由如抽鋸，人剛吾柔陽陰判，現心妙境方為功。

十二、二人捋棍功

①取木棍一根（亦稱太極「捋子」），長約3尺，兩端直徑約1寸。

②甲乙雙方相向站立，左腳在前，雙方各以左手握捋棍中部，右手握其端頭，橫置臍下腹前，右手距腹部4～6寸許，此稱為「中定式」（圖4-13）。

③甲方向乙方走下弧，即沿著凹下去的弧形軌跡向前推棍，同時，向前探身後蹬，前腳變實。

④然後，身體後坐並沿凸出的弧形回抽棍，重心移到後腳，前腳尖提離地面1～2寸許，以勢合

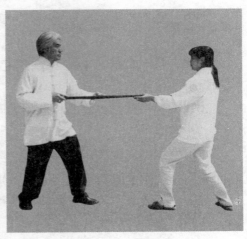

圖4-13　中定式

勁順為度。棍抽到腹胸前，算是完成一個立圓圈次。也可平步式，不提落腳尖，以屈膝來運轉木棍。

⑤乙方推進則甲退，甲推進則乙退，兩人勢勁要合一，如此周而復始，循環不已，二人往來猶如一人在動，要一氣呵成，不使其有間斷，要做到彼動己隨，己動彼隨，運轉如車輪滾動，棍的升降轉動，宜始終保持水平（圖4-14、4-15）。

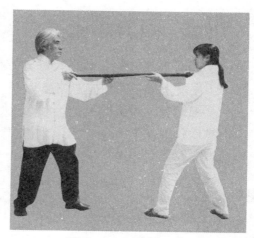

圖4-14　甲退乙進

⑥其要點與雙搭運掌功相似。兩腳步式可交替前伸，圓轉動作相同。實際上，推進用的是「按擠」勁，抽回為「掤捋」勁。

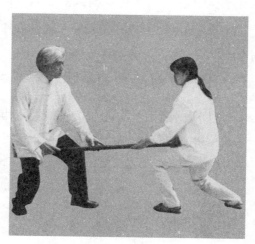

圖4-15　甲進乙退

十三、單人捋棍功

①將直徑 3 寸餘、長 3 尺餘的木樁吊在半空（高與臍平），吊繩上或中節加拉力彈簧。

②練功者取弓箭步，步距前後放大，以便下勢得力。兩手展掌均為陰掌（手心向下）扣扶於橫木樁上，兩掌前後相距尺許，左手左腳均在前。

③兩手合勁，先向前下推至極限（身體重心前移，兩腳原地不動），然後木樁會自然蕩回，隨其反作用力採捋而歸。左右交替進行。

④在運動過程中，為保持身法不致散亂，在向前或向後稍有失其重心時，可適當調動步式（即活步之意）。

⑤動作要內外結合，上下相連，腰胯鬆沉，圓襠，靈動勁整。

十四、起落步式站腿功

①取弓箭步，身體重心在兩腳之間，兩膝關節微屈。

②重心前移，使左腳承負體重的十分之七左右，全腳掌著地，兩手分別扶在左右大腿之上；眼睛平視前方，但視若不見，視而無物，體會內勁；後腳的前腳掌著地，膝關節略微伸展，足跟微微抬起，離地 1 寸許。停 3 秒鐘。

③然後重心後移至右腳，使右腳承負其體重十分之七左右，全腳掌著地，膝關節彎曲。左腳由實變虛，膝關節微伸展，腳跟著地，腳尖離地面寸許。如此反覆進行。

④練功時要含胸拔背，提頂鬆腰，屈膝勁沉，尾閭中正，鬆肩垂肘，虛實分清，氣沉丹田，勢含預動。

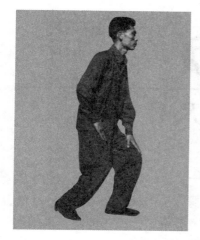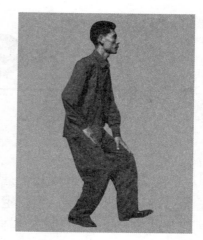

圖 4-16　起落步式站腿功
（左圖—前進時；右圖—後坐時）

　　⑤練功要意守中丹田，這是練內功的關鍵；也可採取意想前後丹田呼吸催身前後移動之法。

　　⑥這種「上定下動」的功法有助於充實下元，固定身勢，鬆中有緊，身法不致失去主宰。

　　⑦腳之起落，促使身勢前探後坐，但要避免前傾後仰、左歪右斜等不正確動作出現（圖4-16）。

　　⑧古人云：「人老腿先衰，步履不從心。」久練此功有助於增強下肢，推遲衰弱，充周下元。

第 **5** 章

太極棒、尺行步功

此功是在定勢的基礎上進一步提升的一種功法。初學者最好從定勢開始練起，有一定基礎後再練此功。

此功最好在室外樹木叢林、綠草地上或花池邊空氣清新的環境中進行。

行步功具體做法如下。

一、直行進步

①向前行進，與平時走路相似，惟兩腳尖稍向外撇。

②一腳向前邁時，腳跟先著地，邁腳時要提胯，形如貓行，柔鬆靈快，在腳掌全然著地時如大象之蹄，沉穩有力，且軟中存剛。

③另一腳的腳跟提起，腳前掌點地，身體重心移到前腳，前腿微屈，承擔全身重量。

④向前行走以內勁不脫為準，始終要屈膝，含胸拔背，提頂吊襠，腰背坐靠，每步勁實步穩後再行另一步。

⑤每次邁步，兩手夾握棒端同時自臍下向前上方簸轉一小圈，即每邁一步，就轉一個橢圓形的立圈。其要點是要和身勢配合，要走襯托之勁，方能輕便勁整。

⑥另有一法，即完全同於平時走路，秘屈膝坐腰，兩手

握棒尺，每前進 8 步，自臍下向前上方圓轉一圈，圈的直徑不限。此功有放鬆機體、緩和情緒、開闊心胸、運動筋骨之效。

二、直行退步

①兩手持棒尺，自臍向胸前上方再向下回轉至臍前為一圈。

②同時，兩腳向後退 6～8 步，這樣手轉一圈，後退 6～8 步，反覆進行。

③步法是一腳全腳掌蹬地後即過渡到腳跟蹬地，腳尖抬起，使重心後移；另一腳則同時向後退倒步，腳尖先著地，過渡到整個前腳掌著地，重心移到全腳掌，胯向後坐，膝關節彎曲，微含胸，眼睛平視前方。

④棒畫的圓圈，直徑 1 尺餘，並起為掤勁，回為摟勁，圓轉無間，行轉相顧，協調得力。

三、走八字

①選有一排樹的地方，其間距 2～3 公尺，或者設想有樹，在樹之間走八字形，也可走多八字形。

②步法和轉棒法同直行進步功，不同的是走弧線。當向左走弧線時，右腳落地，腳尖稍向內扣，上體微向左轉，左腳尖微向外擺；當向右走弧線時，上體微向右轉，左腳尖微向內扣，右腳尖微向外展。

③屈膝可更甚些，轉棒畫的圓可大些，速度可快些。

四、走圓形

①假設樹木為圓心，或假設某點為圓心，手握棒尺繞而行，圈數不限。

②然後再反方向進行，圈數亦不限，量力而行。

③逆時針而行時，右腳向前扣步，以其腳跟內側先著地，隨之腳掌依次著地，身體重心過渡到全腳掌，膝關節彎曲，同時左腳跟離地，然後提左腳，經右腳內側向前（偏左一點）邁步，腳跟外側先著地，腳尖外展，然後腳跟、腳前掌依次著地，上體微向左轉，其右肩向前頂，左肩向後靠。

④當變為順時針方向進行時，手之操作相同，只左右行走的方向相反。

⑤步行時要屈膝坐胯，腰有向後靠坐之勁，每走一步，棒尺即在臍腹間簸轉橢立圓一小圈（2～6寸範圍內）。簸

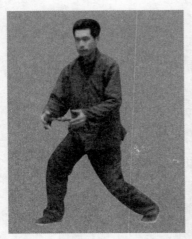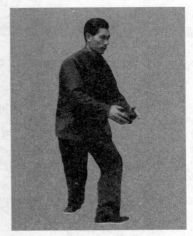

圖 5-1　走圓形（左圖—邁右腿時；右圖—邁左腿時）

轉的圈大，腳下行走的速度相應地就要快些；反之，簸轉的圈小，行走的速度自然要慢些，與其跨步之大小無關。

⑥練一定時間，可更換方向走。回轉身時扣步為倒八字形，以棒尺帶身行，以步催棒尺，互相制約，互相促動，上下相呼應，跨步之距，因身高不等而各異（圖5-1）。

⑦步行時，要上鬆下實，引濁下行，靈動勁整，充周下元。初學者，要掌握住身法、身勢，久練可做到胸空如洞，下實輕健。

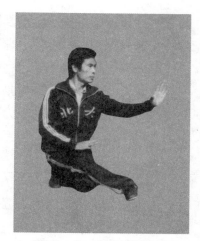

圖5-2　盤臥式站功

⑧此功可加練「盤臥式站功」（圖5-2）。前後腳可交替練習，手勢可隨便，以不失其重心為度。此功可進一步鍛鍊下肢。

五、走七星

①面向一方而立，按照直行進步功走法，先向一側隅角方向邁步行走，走丈餘，換向，向另一側隅角方向行去。

②從左向右換向時，左腿在前須伸直，右腳提至左腳內側腳跟處，腳尖點地，以便右腳領先向右行進。

③若從右向左換向時，則須右腿於前伸直，而左腳提至右腳內側腳跟處，以便左腳領先向左行進。

④在換向之際，步勢稍停，其棒尺之動仍不停，以穩定

氣息，然後繼續行練，至需回
身時，腳向裡扣為倒八字，即
可按原路線行練（圖5-3）。

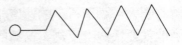

圖5-3　走七星的線路

　　⑤還可一面走，一面轉動
其棒尺，即自臍下轉向前上方，再返轉至臍下起點處，轉數
不限，轉徑為6～8寸。

六、跟步直行

　　①兩腳前後相距尺餘站立，前腳尖向前，腳尖點地，後
腳尖外展成45°角。

　　②後面的左腳蹬地，催促前面的右腳向前邁步，左腳也
跟進一步，同時兩手扣棒尺自臍間向前下方捶放一次，稍
停。

　　③然後再將棒尺提至臍間，同時將右腳撤回，腳尖點
地，隨即再手腳齊動，向前行進並捶練（圖5-4）。

　　④行至終點欲回身時，可將腳尖回扣成倒八字形，以便
更換前後的步式。如此反覆步行，以不喘息為度。

七、後退轉棒

　　①兩腳前後站立同跟步直行功，不同的是前後腳相距4
寸許，身體重心偏於後腳。

　　②兩手心扣握棒尺，自中脘穴附近向前上方圓轉而出，
同時，前腿屈膝，後腿向後伸，亦即退一步兩手弧形伸出畫
了一個半圓形（圖5-5）；此時重心在前腳，其勢已展開，
扣尺於胸前，目視前方。

　　③這樣前弓後蹬與雙手合勁，似有接重物之勢，身心宜

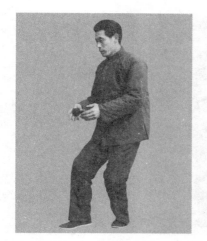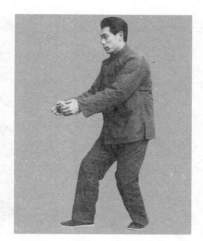

圖 5-4　跟步直行（左圖—抽回時；右圖—前進時）

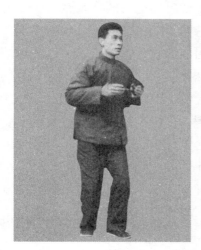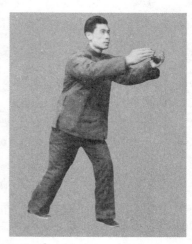

圖 5-5　後退轉棒（左圖—撤回時；右圖—伸出時）

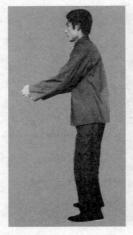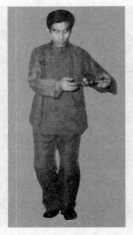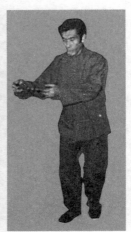

圖 5 - 6　逍遙步行

（左圖─中立時；中圖─向左擺提；右圖─向右擺提）

展放。

　　④棒尺弧形撤回，仍勿停，後腳落地時前腳後撤，恢復原來姿勢。如此周而復始，根據體質酌情加減。

　　⑤當後退到一定距離時，可改練直行進功法返回起點。

八、逍遙步行

　　①此功又名七星步左右擺提，其特點是易使機體放鬆，難度小，利於初學，功效顯著，老幼皆宜。

　　②自然站立，扣握棒尺於小腹前（圖 5-6，左圖）。

　　③兩腿屈膝，先邁左步向前左隅角，斜行進身，體重移於左腳；同時，向左側自下而上呈半月形擺提棒尺，右腳跟隨其後，腳尖著地（圖 5-6，中圖），稍停，穩住意氣。

　　④邁右步向前右隅角，斜行進身；同時，向右側自下而

上呈半月形擺提棒尺，左腳跟隨右腳之後，腳尖著地（圖5-6，右圖）。

⑤如此反覆進行。棒尺向體側擺，太極尺擺動的軌跡呈凹下去的半月形。

⑥進身時，要塌腰下勁，以前腳領、後腳隨之踩蹬而行進其身勢。

⑦每當後腳（跟隨之腳）腳尖著地後，在每行進前要有拔背長腰（上啟）之勢，但其內氣不得上浮。

⑧在出棒尺跟步的定勢時，要沉腰下勁，兩腳在空中有「預動」之感。

第

6 章

太極棒童子功

　　這套功法適合於一般健康人用來強身保健，尤其適於少年兒童習練，故稱童子功。

　　此外，慢性病患者練九字訣功等以後身體確實好轉者，也可選練或全練童子功。

　　太極棒童子功共有八個動作，均持棒進行。初練時，可選擇三兩個動作練；以後循序漸進，增加到全部都練。八個動作如下：一、橫向托棒尺；二、蹲身捶放棒尺；三、兩側擺抖棒尺；四、彎腰捶抖棒尺；五、壯丹田；六、站式撮攄；七、提舉；八、捶抖。

一、橫向托棒尺

【預備姿勢】：

　　面向東站立，兩腳平行分開，相距略寬於肩，兩掌心扣握棒尺置於臍間，全身放鬆（圖6-1）。

【動作】：

　　①以腰為樞紐，身體重心

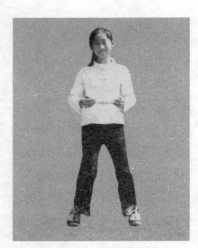

圖6-1平站預備勢

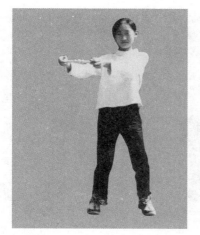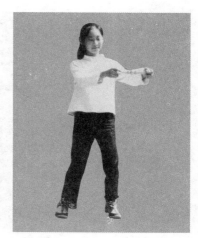

圖 6-2　橫向托棒尺（左圖—向右托；右圖—向左托）

移向右腳；同時，將棒向右上方弧形托出，高度不過肩，並以得力（勁不空）為度（圖6-2，左圖）。

②稍停，再向左上方弧形自上而下通過臍腹前向上托出，高亦不過肩（圖6-2，右圖）。如此一右一左、一左一右地弧形托擺 10～30 次，其動作軌跡呈半橢圓形，呼吸自然。

③最後，恢復到預備姿勢，以便做下一動作。

二、蹲身捶放棒尺

【預備姿勢】：

接前勢預備姿勢（參見圖6-1），然後屈膝坐腰，蹲身下勢，兩掌心扣握棒尺，自臍腹前隨下蹲之勢，一氣將棒尺斜行向下捶放送出，距膝 3～4 寸許，目視棒尺（圖6-3，左圖）。

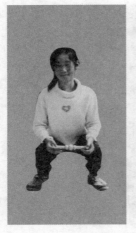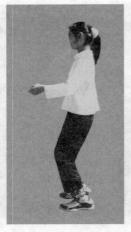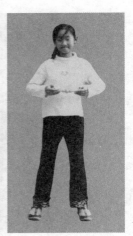

圖6-3　蹲身捶放棒尺

（左圖—低位時；中圖—中位時；右圖—高位時）

【動作】：

①由下蹲勢升起，兩肩自下而上以「勁向前提棒尺（圖6-3，中圖）。

②身稍停而兩臂動作不停，繼續持棒尺向自身收回，同時站起（圖6-3，右圖）。

③微停，呼吸調勻，此為一次。

④如此反覆運動。動作強度和拍節要隨心意而動，以不喘息為原則。動作勿僵勿滯，要用意不用力。呼吸可任其自然，但下勢最好為呼，高勢宜吸。

三、兩側擺抖棒尺

【預備姿勢】：

兩腳平行分開，與肩等寬站立，扣握棒尺置於臍前稍

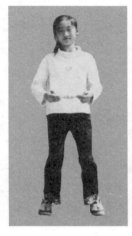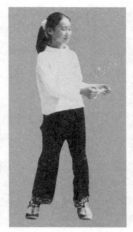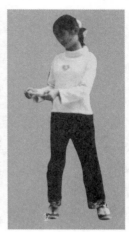

圖6-4　兩側擺抖棒尺
（左圖—預備姿勢；中圖—左轉；右圖—右轉）

下，距臍4～6寸許，定住神智（圖6-4，左圖）。

【動作】：

①以腰為縱軸，先向左側轉至極點，棒尺距胯部4～6寸許，微停（圖6-4，中圖）。

②然後再向回轉至腹前中部，稍停。

③再向右側轉至極點（圖6-4，右圖），如此反覆轉動，猶如向左右兩側擺頭的「電風扇」。

④要徐徐轉動，不可出現頭暈現象，每分鐘轉動20次左右為宜。

⑤動作主要練腰，要上虛下實，雙腳不離地面，重心隨動向稍交替改變，常保持8比8的比例。神隨棒尺運轉。

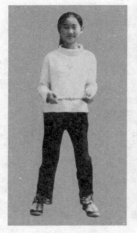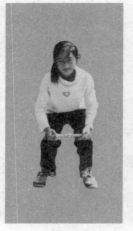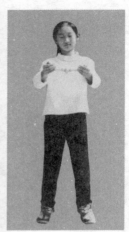

圖 6-5　彎腰捶抖棒尺
（左圖─預備姿勢；中圖─彎腰捶抖；右圖─直腰前平舉）

四、彎腰捶抖棒尺

【預備姿勢】：

站立姿勢同上式，惟扣握棒尺在中脘部位（圖 6-5，左圖）。

【動作】：

①向下抖動棒尺，隨抖動隨彎腰，至棒尺過於膝下，目視棒尺，稍停（圖 6-5，中圖）。

②以腰為橫軸，向前上掤托其棒尺，至雙臂伸展成前平舉，棒距胸尺餘（圖 6-5，右圖），稍停。

③再將肘下沉勁屈回，復至起點部位，如此反覆練習數十次。

④動作要一面抖動，一面向下移運棒尺，是「寸抖、寸

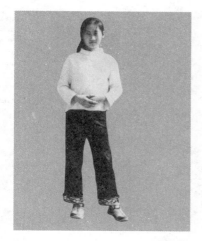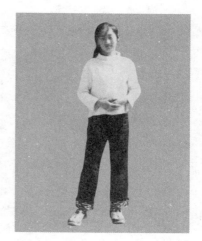

圖6-6　壯丹田
（左圖－右旋；右圖－左旋）

降」，即又抖又降，要配合得宜。

　　⑤上體向前下探，要以腰為軸而轉動，不宜屈背或駝背，而是上體要直著以腰為軸下彎，同時呼氣。

　　⑥彎身和升起動作要緩慢柔和。

五、壯丹田

【預備姿勢】：

　　兩腳左右平行站立，與肩等寬，右手握棒尺（或空握其拳），同左手一併扣於臍前，將意念與其掌心都合於中丹田。

【動作】：

　　①身旋回右側，重心在右腿，右腿稍屈，稍停（圖6-6，左圖）。

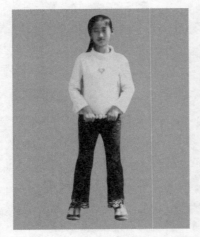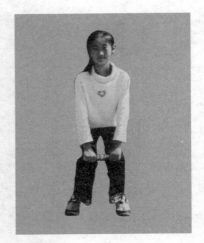

圖6-7　站立撮撺功
（左圖—預備姿勢；右圖—下撮勢）

　　②身再旋向左側，重心移到左腿，左腿稍屈，稍停（圖6-6，右圖）。

　　③如此左右兩側交替旋動1～2分鐘為宜。

　　④旋動時，臍腹中時有起伏之動感，可用掌心感知其動，此即所謂外似安逸，內實「鼓蕩」，內外結合，容易入靜。

　　⑤面部要自然，從容不迫，全身放鬆，要以腰為軸，用柔化之勁，腰動腿隨，時時注意向下鬆，切忌勉強追求腹動。

六、站式撮撺

　　【預備姿勢】：
　　兩腳左右分開站立，與肩同寬，屈膝，重心垂於襠中。

兩手鬆扣棒尺，置於大腿根部上（圖6-7，左圖）。

【動作】：

①兩膝彎曲，隨蹲身下勢，兩臂下伸，棒隨之在兩大腿上向前下方滾動，一直撮滾至膝蓋處（圖6-7，右圖）。

②上體慢慢抬起，同時兩手摟滾其棒，恢復預備姿勢。

③一下一上為一次，每分鐘滾30～40次為宜。

④上體升降必須以腰為軸，配合諸關節運動。彎向前下方稱為「撮」，向回收歸稱為「摟」。

⑤切忌在急躁時練功。

⑥此功有助於練腰腿之耐力，有舒筋活血、提臀縮肛的作用。

七、提 舉

【預備姿勢】：

接上式。併步至一拳之隔，扣握棒尺於小腹下方。

【動作】：

①兩手扣握棒尺，自小腹下方，以「沖勁」向前上方舉起，可高過頭頂，體弱者可舉至胸前。

②同時，提起一腿，膝關節屈曲，盡量向上頂，小腿下垂，稍停。

③然後，落棒，落腿，如此反覆進行，每分鐘舉棒8次，左右提腿各4次為宜。

④一腿上提時，另一腿勿彎曲，也不要彎腰駝背，兩臂不可用僵力，要柔和諧調，下落速度稍快於提，動作要有節奏。

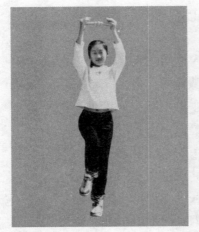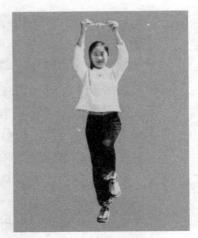

圖6-8　提舉（左圖—提右腿時；右圖—提左腿時）

八、捶抖

【預備姿勢】：

兩腳平行站立，比肩稍寬，兩手扣握棒尺，置於中脘間（圖6-9，左圖）。

【動作】：

①兩掌心扣握棒尺兩端，斜向前下方（與身體成45°角）突然發勁，同時隨之屈膝，至兩臂近乎伸直時，稍停（圖6-9，右圖）。

②然後，輕緩提回棒尺，還原。如此一發出，一提回為一次，每分鐘36～40次為宜。

③發勁要快、緊而急，但忌用心力；向回提時要輕緩而柔。發勁時要能帶動後背及面肌產生顫動。

④此功有利於鍛鍊暴發力和鬆緊協調配合活動的能力。

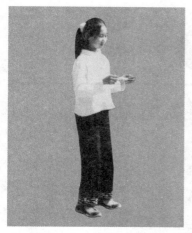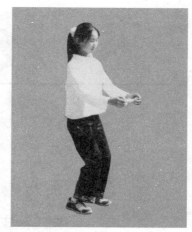

圖6－9　捶抖（左圖—預備姿勢；右圖—捶抖放時）

收功法

在選練或全練上述動作之後，全身放鬆，站立如初，待呼吸均勻後，隨意散步片刻，收功。

第 **7** 章

太極棒幼兒操

第一節　太極棒幼兒操的作用及做操注意事項

一、太極棒幼兒操的作用

宇宙間的一切物質均無一刻不在運動中，它們生存發展都依據一定的條件和規律，人也不外於此，只有悉乎動才能健康成長。古語所云，戶樞不蠹，流水不腐，生命在於運動，運動也是積極休息的真法。

太極棒由動而致靜，由靜而生動——運氣行血之動，有規律之動，形成良性循環，五臟安寧，互為配合，各行其調整之動能，調生理，排病灶，由內及外，增智能，陶冶情操，體健氣充，機能旺盛，身輕如燕，思維敏捷。

人若無疾而健康，是人生最大之幸。但在人們的心目中，防病治病似乎只是對老年人而言。好像人到老年各種疾病才出現，殊不知老年之病是由於青少年時沒有打好基礎、沒有形成良好的生活習慣造成的。

人們總認為小孩天真爛漫不用防病；青年抵抗力強，各

種機能旺盛，得不了病，其實各種疾病，正是由於各方面不注意而日積月累形成的。

為了使我們有健康的下一代，從孩童時代就應注意身心健康的發展，「太極棒幼兒操」將會起積極的作用。它能使少年兒童產生濃厚興趣。持之以恆，此功能提高兒童的注意力，意念集中，利於提高功效。棒可以就地取材，也可用啞鈴或書本捲成筒以代之。

這套功法省時省地，有立足之地即可練功，室內、室外均可練。此套功法各節獨立，根據人愛好、條件、體質可全做，也可選擇一二式練習，都會收到應有的效果。

本功法術勢簡便優美，順乎自然，易習易記，符合人體自然結構，做時自然，兼顧兒童模仿力，容易學會，再配以音樂，兒童容易接受。

做太極棒兒童操比較衛生，習練時不易引起塵土飛揚，無不良後果，習練後全身舒適。

由於適合兒童身體條件，符合兒童心理、性格和活潑的特點，因此極易推廣。

二、做操注意事項

1. 最好選擇空氣新鮮的環境，以靜為宜。

2. 冬季在室內練，要求通風好，以補養分。

3. 身體如有某些疾病（如腰病），如影響腰部受力的動作（如大轉棒）可免做，其他功法照做，有助於恢復健康。

4. 天冷，可於功前喝些溫開水以暖身，有助於血液循環和肢體活動。

5. 功前解除大小便，並寬衣解帶，以利血行。

6. 閃電雷鳴過甚之時，停止練功。

7. 每日早晚定為常課，托兒所內，上下午均可練，以不疲勞為宜。

8. 此功對四周歲半至五周歲兒童及至小學、中學階段的兒童、少年，都適宜練。

第二節　太極棒幼兒操動作圖解

第一式　提腳跟轉棒

【姿勢】：

面向一方，自然站立，雙腳併攏或分開成一拳之隔；頭正身直，靜心專一；掌心相對，扣握太極棒，雙臂下垂置於大腿前；目平視前方。（圖 7-2-1）。

【動作】：

承前式，雙手齊做，自下向前上至胸際；同時，提腳跟（初習可只做上肢動作，熟練後再提落腳跟亦無不可），雙腳著力，稍定；目仍平視前方（圖 7-2-2）。

繼而，操棒勿間斷，向內、向下圓轉，再複初式。為一圈次。

【速度】：

每分鐘可操 14～16 圈次。

【要求】：

身體升降要穩，不左右傾斜。升時提頂，降時沉腰，放鬆腹部。

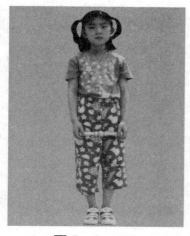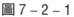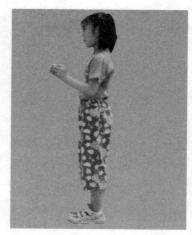

圖 7－2－1　　　　　　　　圖 7－2－2

【運動量】：

多寡不拘，可自由掌握。

【功效】：

排雜念，振作精神，消食利便，闊胸際，暢氣息，中和氣質。

【備註】：

如欲強練，尚可忽而（快速）下落其雙腳跟，更能振作精神，促進胃腸功能。手之操法無異，但須配合。然向上提腳跟之速度不變，要慢於下落之速。

第二式　橫向托棒

【姿勢】：

自然站立，並按圖 7-2-3 併足垂棒而站，目平視前方。

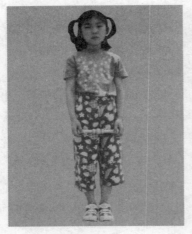
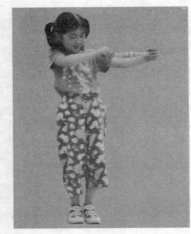

圖 7 - 2 - 3　　　　　　　　圖 7 - 2 - 4

【動作】：

　　先將左腳向左橫展一步（約6～8寸許）；同時，雙臂齊動，向右前上舉棒（參見本節圖7-2-5之手勢），隨即向左自上向下再向左上舉棒；同時，右步向左步併攏，腳尖點地；目仍視前方（或左隅角）（圖7-2-4）。繼而，右步向右橫開尺許，再將左步向右步併攏，手勢亦同時如上法作動（圖7-2-5）。如此，左右往復運動，動度可大可小。專一收神於內，可輕閉雙目依動作體會身體之感覺。

【速度】：

　　每分鐘 22～26 次。一般可做 7～8 次（1 數為第一左式；2 數為第二右式，以此類推至 8 數，為止功）。

【要求】：

　　左右、右左的運動要穩健。體態之勁，以童子之力為佳，不故意用力。

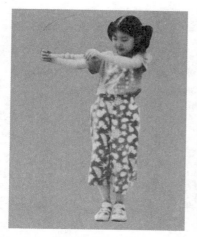

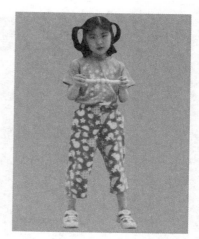

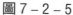

圖 7 - 2 - 5　　　　　　　　圖 7 - 2 - 6

【功效】：

　　有寬胸調氣排濁之功能，加大肺活量，促進吐故納新，練獨立式之勁力。

第三式　左右擊胯

【姿勢】：

　　按圖 7-2-1 站立。然後，左腳向左橫展一步，與肩同寬（或稍寬於肩），並平舉棒於胸際之前（圖 7-2-6）。

【動作】：

　　先向左胯側以肩為動軸而擊之，勿過重，稍轉身勢從於腰，步勢勿動；目隨棒視其中（圖 7-2-7）。稍定，繼而復之中位，再向右胯側，如上法之要求擊之（圖 7-2-8）。稍定，再復中式。如此，由中到左，再由左到中，由中再到右，為 1 次。

【速度】：

每分鐘 18～20 次。一般
行練 8 次。

【要求】：

向左動作，其重心偏於
左；向右動作，其重心偏於
右。頭亦俯之隨視線。肩、
胸尤須放鬆，不使氣浮。

【功效】：

增強腰之力和動度之能，
從而強健腿肌，穩定氣息與重
心，有滾動腹部大、小腸之作
用，有利於消化吸收；轉動眼
球有利於鍛鍊左顧右盼之能
力，可增強視力。

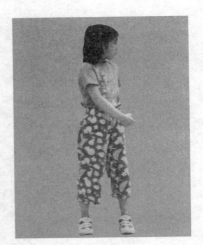

圖 7－2－7

第四式　直立大轉棒

此節功法，在做功之前，
先按圖 7-2-9、圖 7-2-10 以
左右、右左各活動兩下頸椎，
使頭部擺動。以平腦血、增智
能、活精神。

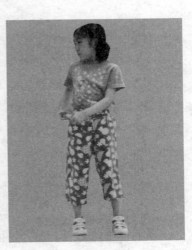

圖 7－2－8

【姿勢】：

承前式，按圖 7-2-11 站立。

【動作】：

向下折身勢，持棒與雙腳之腳面似貼；雙腿向後弓勁，

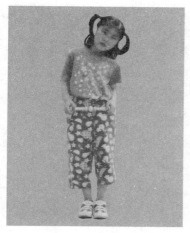

圖 7 - 2 - 9

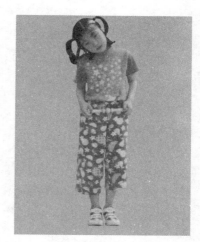

圖 7 - 2 - 10

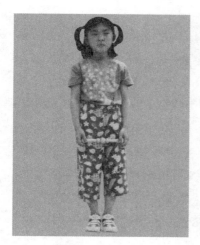

圖 7 - 2 - 11

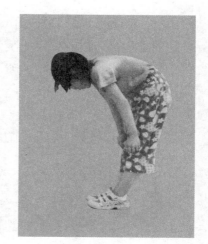

圖 7 - 2 - 12

重心於下方；呼吸自然，處於呼氣態為佳，目隨之（圖7-
2-12）。繼而，扣棒任其自然，屈膝下蹲，至坐實（圖7-

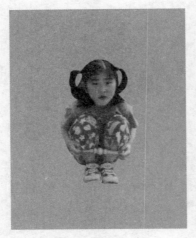

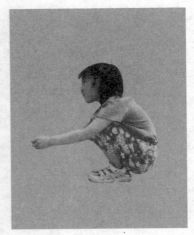

圖 7 - 2 - 13　　　　　　　圖 7 - 2 - 14

2-13）。接著，以肩為軸，自
下向前上起棒，目視棒中，雙
臂架住勁（圖 7-2-14），繼
而，緩慢直起身勢，以耐腿
力，至膝關節直，其內勁曲，
稍停（圖 7-2-15）。如此由
始至終為 1 次。

【速度】：

　　每分鐘做 6～8 次。通常
做 4 次即可。

【要求】：

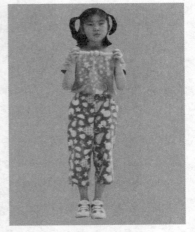

圖 7 - 2 - 15

　　勻速，勿急勿躁，耐心積
功，注意因身之動，造成良好條件，促進機體氣血均衡而受
益。可專練此功，也可前後連練。

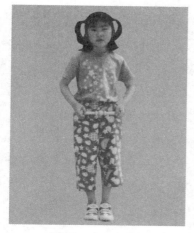
圖 7 - 2 - 16

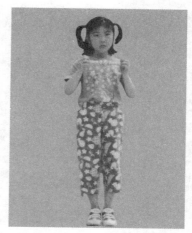
圖 7 - 2 - 17

【功效】：

活動諸關節，增強整體之力量，鍛鍊耐久力，強腰健腎，旺盛機能，抻筋增腿力，累而不作喘。

第五式　擊腹運動

【姿勢】：

按圖 7-2-16 站定，持棒貼臍下寸餘，意迎棒之中部。

【動作】：

以肩為主軸，自下而前上舉其棒與胸平，屈臂沉肘（圖 7-2-17），稍停，繼而向下落腹，有意擊腹部，落速要快於上提。如此起落，反覆擊之。

【速度】：

每分鐘可做 36～40 次。單獨練次數不限，通常練 8 次即可。

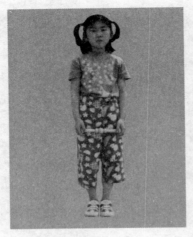
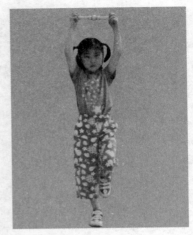

圖 7 - 2 - 18　　　　　　　圖 7 - 2 - 19

【要求】：

平心靜氣，注意棒中點與腹的被擊點，久之自能促內運。

【功效】：

調和中氣，消積化滯，通便，增食慾。

第六式　獨立式舉棒過頭

【姿勢】：

承前式，並按圖 7-2-18 站定，垂棒，靜心沉氣，平視前方。

【動作】：

重心在右腳，提左腳，並極力舉棒過頭，定住勁力（圖 7-2-19），繼而，落棒和落右腳並負重，然後提右腳，同時舉棒過頭（圖 7-2-20）。以每舉棒為一次。

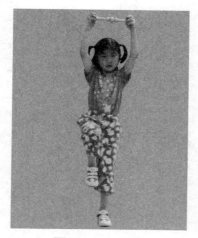

圖 7－2－20

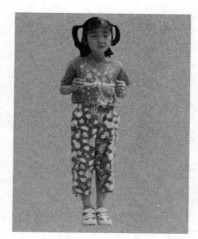

圖 7－2－21

【速度】：

每分鐘 22～24 次。單獨練次數不限，常為 8 次。

【要求】：

以棒帶足而同步啟，所立之足要穩重，所提之足要鬆弛，立身中心，勿左傾右斜，勿俯仰。動作上下相呼應。

【功效】：

有舒筋和整體放鬆的效果，自然開胸順氣，調養中和之氣質、充實內勁力。也可練習獨立之能力。

第七式　垂抖棒

【姿勢】：

承前式，併腳而立（或開立與肩等寬），持棒於中脘間，目平視前方，注意重心於下方（圖 7-2-21）。

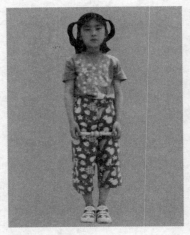
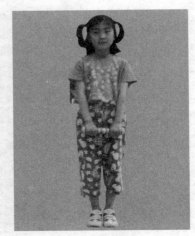

圖 7－2－22　　　　　　　圖 7－2－23

【動作】：

雙臂齊動，向前下斜行放勁（與身體成 45°）至雙臂似
直，為其終點（圖 7-2-22）。每一下、一上為 1 次。1—
垂、2—垂、3—垂（嘿）、4—垂（嘿）、5—垂、6—垂、
7—垂（嘿）、8—垂（嘿），注意垂勁配合發聲。

【速度】：

每分鐘 52～56 次。單獨練次數不限，通常取 8 次。

【要求】：

提起要慢於下放之速度。愈是鬆得好，愈能得其垂勁之
妙，上體、面部均可隨之產生抖動。

【功效】：

震動上體，帶動下肢，增胸、頸椎部位之內勁，清上焦
之火，固腎之本，易於空心、實腹、養太和之氣，促進胃腸
蠕動，提高清化吸收之能力，易排濁通便。

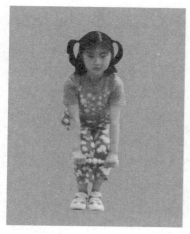

圖 7 – 2 – 24

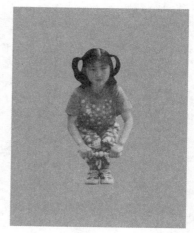

圖 7 – 2 – 25

第八式　撮摟功

【姿勢】：

併步直立（或雙腳一拳間隔），扣握棒體，置於大腿根處或膝蓋上方，平視前方（圖7-2-23）。

【動作】：

屈膝坐身，其棒自大腿前向下滾至膝蓋骨沿處（圖7-2-24），稍停。如強練時，則可繼續滾至小腿迎面骨前再停（圖7-2-25），視身前45°。

繼而，再以雙手指尖返摟其棒，復回起點位置。如此，一下、一上為1次。

【速度】：

每分鐘16或18次為宜。一般做5次即可。

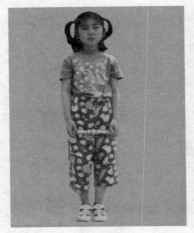 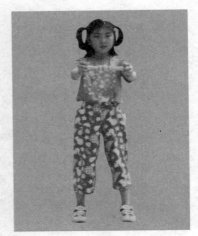

圖 7－2－26　　　　　　　圖 7－2－27

【要求】：

雙腳掌始終保持平均著力，棒體要呈「滾動」而行，雙手握如軸承以棒為配合之軸，起落升降速度均勻。

【功效】：

強健腰、腿之力，舒筋活血，精神貫頂，健腦，安神，增智能，提高機體的耐久力和靈敏度。可單獨練此功。亦可前後配合練。

第九式　平行扭步立棒式

【姿勢】：

承前式。按圖 7-2-26 併步而立，垂棒於胯根或大腿之前。繼而向左開展其左腳，與肩等寬，並平端舉棒於胸前，平視前方（圖 7-2-27）。

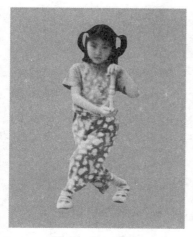 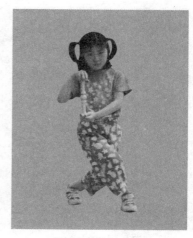

圖 7 – 2 – 28 　　　　　　　　圖 7 – 2 – 29

【動作】：

　　承前式，右腳向左（後）跨橫邁一步，腳尖落地；同時，雙掌扣握其棒自前高處，向下（回）經腹前，向左出而立棒，左手在上，右手在下，目視前方（或左隅角），含神於棒體，圖 7-2-28 為左式；接著，向右復原其棒與步法，均沿原動線回動，復圖 7-2-27 之式，稍停，再將左腳向右腳併攏，並落其棒，復圖 7-2-26 之式，繼而再向右橫展其右步，再現圖 7-2-27 之式；繼而再做「右式」，其法同於左式之練法，惟動作方向相反（圖 7-2-29）。有關要求同左式。稍定後，再向左如法作動而復初式，為 1 次。

【速度】：

　　每分鐘不過 8 次。一般為 4 次。

【要求】：

　　沉穩，活潑運動，平穩大方，立身曲中求直，含勁於

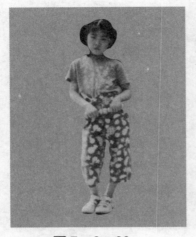
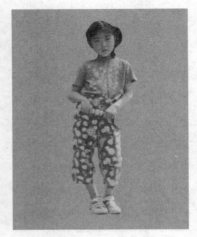

圖 7 – 2 – 30　　　　　　　　圖 7 – 2 – 31

內。

【功效】：

練養耐久力，整體性的靈敏度，由於上下作勢，含有按摩腹內大小腸之作用，平密陰陽調和氣血。

第十式　握棒內壯

【姿勢】：

承前式，並按「撮摟功」（圖 7-2-23）併步站立和握棒之法式。

【動作】：

若先弓動右膝時，其左腳負重，頭頸自然亦隨之向左微微擺動。左右、右左各動蕩 8 次。雙腿之重心於變化中輪流負重（圖 7-2-30、圖 7-2-31）。

【速度】：

以自然完成之速為妙，均勻緩慢為好，以均衡體力，鬆弛全身，活潑精氣。

【功效】：

收斂精氣，靜化心身，調合心意。

【要求】：

止功後，慢步徐行。然後，再做它事。

形意拳術篇

第 **1** 章

形意拳概説

第一節　形意拳的歷史

　　人類自在地球上出現以來，距今已有二三百萬年了。在這漫長的歷史長河中，人類起初幾乎是赤手空拳地與大自然進行了優勝劣敗、適者生存的殘酷爭鬥，這不僅在外形上使人類從猿變成了人，而且在思想意識上形成了世界各個民族或多或少的尚武精神。

　　作為古代四大文明發祥地之一的中國亦不例外，自古以來，孕育出了多種技擊角力之術，形成了無數流派，在哲學、思想、歷史、文化、技藝等多方面極大地豐富了我國燦爛的古代文明。在這繁多的武技流派中，有側重於擒拿拘打、超逾騰趕、刺擊勝人的，世人稱之為「外家」；在於攝生養氣、以練氣為主的，人們稱之為「內家」。

　　形意拳以練精養氣為主，是我國內家拳的代表拳種之一，具有悠久的傳統，是我國寶貴的文化遺產，在我國武術史上占有重要的歷史地位。然而，正是由於形意拳的歷史悠久，故而史料不足，關於形意拳的歷史源流，眾說紛紜，莫衷一是。相傳形意拳源於六朝時天竺僧達摩祖師所創的易筋

經，旨在養氣。後經北宋人張三豐於武當山悉心揣摩得其玄奧而形成拳術。至南宋時，名將岳飛深得武當派所傳之拳術，為抗擊金兵，根據各種動物具有的技能又編創了各種技擊拳法，著譜傳授，教練士兵。後經遼、金、元、明各朝，雖然仍有傳人，可其名不詳，無從考究。到明末清初，有山西蒲州均村人姬際可，守隆鳳，訪師於終南山，得岳武穆王拳譜，潛心研習，終於得其真傳，後來傳授給曹繼武。至於曹繼武又如何傳給了山西祁縣人戴龍邦，有幾種說法。

一種說法是曹直接傳給戴（見孫祿堂著《形意拳學》）；另一種說法是曹的高徒李政傳給戴（見劉殿琛著《形意拳術抉微》）；第三種說法是曹傳給河南洛陽人馬學禮，馬傳給戴（見凌善清著《形意五行拳圖說》）。此外還有一種說法是姬際可直接傳給戴龍邦、馬學禮（見姜容樵著《形意母拳》）。戴龍邦又傳給河北深州人李洛能，又名李能、李老能、李飛羽，字能然。

至此，形成了形意拳的山西、河北、河南三大支，南北兩大派系。從此，形意拳在上述地區得到廣泛傳播，從拳法、拳理到內容、特點上，都有了很大的發展，湧現出了一大批承上啟下的優秀的形意拳家，其中許多是在近代史上享譽中外的武術大師。

第二節 形意拳理論概要

一、形意說

形是形象、外形；意是心意、意念。形與意的統一就是

我們人類。高度靈敏的五官四肢是我們人類的外形，高度發達的大腦器官及其思維活動、心理活動是我們人類的內意。正是由於人是形與意的統一體，人才成為萬物之靈，人才能夠區別於其他生靈而感知世上萬物萬事。人如何能夠內外相感，形與意如何能夠達到高度的統一，靠的是先天真一之氣，也就是環宇中無所不在的「元氣」的運行。所以，相傳達摩祖師根據此理創易筋經，旨在於養氣益力，使形意高度統一，其動作雖然簡單，可功效無窮。此法演繹至今，形成形意拳的淵源及名稱的由來。

關於形意拳的名稱，自古至今有稱之為「意拳」「心意拳」「行意拳」「六合拳」「心意六合拳」的，究其緣由都不外乎上述原因。後人也有從形意拳象形取意表現了多種動物的動作特長這一點出發，來簡單地解釋其名稱由來，但從形意拳漫長的歷史發展過程及其深奧的拳法拳理來看，這種解釋是不足取的。

二、無極說

無極是說宇宙太虛原本是無形無象、無邊無際、無始無終的混然之體，它極大、極廣、極深、極精、極博、極微，充滿著視之不見、聽之不聞、搏之不得，而化生萬物的自然力——混然之氣。正是由於這種「氣」的存在與運動，才有了天地之分，陰陽之別，才產生了我們人類乃至數之不盡的大千世界中的萬物。所以，古譜講「是氣實為人類性命之根，造化之源，生死之本」。人如果能善養此氣，則可以預防疾患，延緩衰老；反之，不注意養氣而聽其渙散，則難免疾病叢生，未老先衰。

形意拳正是由後天人為的鍛鍊，以達到練後天補先天、養精蓄氣、延年益壽的目的。因而從其拳法上來看，雖有萬端變化，概括起來也不過是「練氣」二字。正如古譜講的「丹田虧則氣不充，氣不充則力不足，力不足五拳十二形則空有架勢」。這就是形意拳的無極說，也可以稱之為「先天真一之氣」說。

三、太極說

宇宙的本體是無所不在的太虛元氣，也就是無極。元氣雖然看不見摸不著，但它卻在無休無止地運動著。元氣聚則成形，散則化氣，動則生陽，靜則生陰，陰陽此消彼長，獨陽不生，孤陰不長，陰陽相合而天地始分，萬物化生，這就是太極，這就是天地自然之理。

宇宙是一大天地，人是一小天地，四肢百骸一舉一動，無不有太極，無不分陰陽。陰陽合則身體安康，動作合順；陰陽不合則體弱多病，舉止失措。陰陽（太極）由先天真一之氣（無極）而生，而欲善養並保存先天真一之氣，首先又必須做到陰陽相合，這兩者是辯證的統一。

形意拳正是基於這一道理，其一招一勢都要求做到內外相合，亦即陰陽相合，要陰中有陽，陽中有陰，陰消陽長，陽消陰長，錯綜複雜，變幻無常。這就是形意拳的太極說。

四、三體說

無極生太極，太極分陰陽。陰的消長分三陰，即厥、少、太；陽的盛衰又分三陽，即少、明、太。陰陽變化此起彼浮，無休無止，乃至無窮。這就是古代丹書中所說的「道

自虛無生一氣，便從一氣產陰陽。陰陽再合成三體，三體重生萬物張」的道理。宇宙的三體，為天、地、人，古稱「三才」。

天、地、人化生出浩淼環宇中的萬物，而萬物之祖乃是虛無一氣。從拳法上來講，三體是頭、手、足。頭、手、足化生出根、中、梢三節，即頭、脊背、腰三節；肩、肘、手三節；胯、膝、足三節。三節之中又生三節：手分掌根、掌心、手指三節；手指又分指根、指中、指尖三節，層層化生，以至九重。

形意拳雖有千招萬勢，萬法皆出於三體式。由三體式的練習，可使周身上下各個關節、條條肌肉、無不意氣充周，均勻而渾圓，形成似剛似柔、似有似無的整體勁，即古拳譜中所說的「內勁」。因此，古譜稱三體式為入門之道，萬拳之母。這就是形意拳的三體說。

五、五行說

五行，是指金、木、水、火、土五種物質。在我國古代哲學思想中，是用五行及五行相生相剋的原理來說明世界萬物的起源和多樣性的統一。五行相生，說的是金生水，水生木，木生火，火生土，土生金；五行相剋，說的是金剋木，木剋土，土剋水，水剋火，火剋金。同大自然一樣，人體也有五行，在內為心（火）、肝（木）、脾（土）、肺（金）、腎（水），在外為目、鼻、舌、耳、身。人體內外五行的關係是目通肝，鼻通肺，舌通心，耳通腎，人中通脾。根據此理，形意拳有五拳，劈、崩、躦、炮、橫。習五拳可以養五臟。

劈拳屬金而養肺，肺足和則氣充。人以氣為主，氣充則身體自壯；躦拳屬水，能補腎，腎水足則清氣上升，濁氣下降，人體陰陽相合；崩拳屬木，能舒肝，肝平則長精神強筋骨；炮拳屬火，能養心，人以心為主，心氣足則腦力堅神經敏，心中虛靈，身體舒暢；橫拳屬土，能養脾，脾胃為人後天之本，脾胃和順則五行和，百物生，身體必健。根據五行相生之理，劈生躦，躦生崩，崩生炮，炮生橫，橫生劈；根據五行相剋之理，劈剋崩，崩剋橫，橫剋躦，躦剋炮，炮剋劈。所以，古拳譜中講「五行拳內養五臟，補腦力保丹田；外強筋骨，捷手足，便耳目，奧妙無窮，裨益匪淺」。這就是形意拳的五行說。

六、六合說

六合，是內三合與外三合的統稱。內三合指的是心與意合，意與氣合，氣與力合。《靈樞・本神篇》中記有：「心之所憶謂之意，意之所存謂之志。」古拳譜中說：「心之動是為意。」就是說心的活動表現為意，意的活動表現為志，即意念、意志。

人的意念、意志，因時因地因事而異，在行拳時意也有來去攻守之別。所以，心與意必須統一，否則指揮不靈，手腳失控，耳目失聰。這就是心與意合的道理。

有人將心與意合改為形與意合，是對內三合的錯誤理解。形是外形的意思，顯然不屬於「內」的範圍。意與氣合，指的是意與氣的辯證關係，即意的運動載體是氣，而氣的運行受意的驅使。因此二者必須相合，正如古拳論中所說的意與氣的關係是「相關相生故須曰合」。

氣與力合，說的是氣與力相表裡的關係，即氣運行在體內，而在外則表現為力。因此，若有氣無力，則氣無法得到運行和表現。而若沒有氣，力則無從產生。人在心慌意亂氣散時，其力無以致用，表現得手足無措，臨敵必敗。這就是內三合的道理。

那麼，內三合與外三合又是什麼關係呢？外三合，指的是手與足合，肘與膝合，肩與胯合，即指的是身體和四肢的關係。古拳論中說：「以心意主宰之，以氣行使之，然氣之表見者力也，力借以表見者四肢也。」意思是說，心意相合主宰著氣的運行，氣的運行表現為力，而力須靠身體四肢的運動來表現，也就是說內三合要與外三合相結合，做到內外相合。

外三合的關鍵是達到肢體的上下相合，協調動作，即勢整。只有勢整才能達到內三合，即勁整。同時也只有做到了勁整，才能保持勢整。

由此可見，內三合與外三合是辯證統一的關係。在內三合之外還須做到心與眼合，肝與筋合，脾與肉合，肺與身合，腎與骨合；在外三合之外還要求頭與手合，手與身合，身與步合。這看起來十分複雜，難以掌握，但歸根到底，正如古拳論中所講的道理，即：「心意一動，手足相應，肩胯相合，肘膝相隨。周身之氣不運自運，不聚自聚，內外如一，成其六合。」「雖云六合，實則內外相合。雖云內外相合，實則陰陽相合」。

陰陽相合，先天真一之氣運行，古譜稱之為金丹，也就是形意拳的「內勁」。這也就是形意拳的六合論。

第三節　形意拳的拳法特點

一、形意拳演練的內容

形意拳在內家拳法中以其形簡意賅而著稱，素有簡而不繁，雅而不俗，淺而易明，勞而不傷的美名。它基於先天，按照陰陽五行，純以養正氣為宗旨，集各門學科於一身，具有極其深奧的拳法拳理，反映了我們人體無窮的奧秘和潛能。只要依照形意拳法每日練習片刻，即可收到舒筋骨、聚正氣、彌剛柔、通血脈、強精神的效果。

尤其是它順天地自然之理，運用一派純正之氣，具有男女老幼皆宜的優點。

一沒有下腰、壓腿之苦；二不必躍高縱險，不會出現跌打損傷；也不用捋胳膊挽袖子，著便服即可操練；因而被譽為「武業中的雅事」。它動作簡捷，整齊畫一，具有極大的推廣和普及價值，其拳法拳理很值得我們去探究。關於形意拳演練的內容，綜合各地區流派，大致如下：

1. 拳 法

基本拳法有五行拳和十二形。五行之後有五行相生；五行相剋；進退連環拳；三拳，即一為躓；二為踐；三為裹。三拳是五行中的精華。十二形拳為龍、虎、猴、馬、鼉、雞、鷂、燕、蛇、鮀、鷹、熊。十二形之外，尚有出入洞、八式、十二紅捶、雜式捶、安身炮（對練法）、龍形掌（此掌多有八卦之妙）、八字功（展、截、裹、跨、挑、頂、雲、領）等等。

2. 器 械

①劍術（古稱劍法）有連環劍、三合劍（附二人對練法）、六合劍、朱砂劍、龍形劍、二合劍等。

②棍術有連環棍、九州棍、三棍（形意崩棍、炮棍、反背棍）等。

③槍術有連環槍、六合槍、鎖口槍等。

④刀術有連環刀、六合刀、朱砂刀等。

二、形意拳的三層功夫

形意拳的拳法特點主要是動作簡捷明快，拳勢完整緊湊，勁力沉穩精巧，運勁柔中寓剛、剛柔相濟，全身上下協調、內外相合，形神統一，有內外兼進，驚風雨走雷霆之勢。然而，這種神化的功夫不是輕而易舉可以練就的，非下苦功千錘百鍊方能逐漸掌握。

老一輩形意拳家將其總結為三層（步）功夫，也叫作三種練法，三種運勁兒。

1. 第一層功夫，練精化氣，即明剛階段

人在練拳之初，體之陰陽不分，虛實未判，混元不清。主要表現為渾身上下好像是一個團，氣質混雜，四體不隨心。發出的剛勁不是功夫勁，而是體力、硬勁兒。給人的印象勁兒很足，真沖，可其實體內不通達，意與力不協調，後天的作為佔了優勢。

此時練拳者自己也不舒服，發出的拳也打不著對手，同時伴有臟腑的淤滯失調，身體滯重。而好的、有內功的武術家均健步如飛，體輕如燕。

所以，在練拳之初，要從站三體式開始，保持實體自然

的上虛下實之態。要以常人之常態習拳，不可自起強勁。人本身就有體力，開通本身的體力就行了，任何後天有意識加的力就是強勁。拳勢要舒展，不可拘謹，為的是使勁力發於體外而抻筋拔骨，如皮筋拉長，勁力調和順暢，開出體勁，漸漸達到體動隨心動，練精化氣，以退後天返先天。這就是第一步功夫，練的是明剛之勁，外丹的功夫。

練功久而久之，體的內三合程度逐漸提高，行拳作勢舒暢自如而無喘意，自身也就鬆了，這樣經過一段時間的練習，力量外放，用盡了，拳不打乏力，練拳者自己都乏了，身體自然能鬆軟，促使體的柔化，基礎
打好了，下一步就該長真功夫了。

這一階段練拳的要點是，出手進勢的速度要快於回手回身時。出勢與發拳時意念要放長至極遠。進勢之際要足蹬、頭領，開勢、出掌。行進間應當注意整體性地挺身形，切忌外形有過於顯露之處。回身時恰好相反，要做到含蓄，下勁，要吸，否則立身不穩，這樣就體現出了一鬆一緊，一張一弛。

2. 第二層功夫，練氣化神，即暗勁階段

相對於明剛階段的勁力外發，第二層功夫的主要特徵是收斂。行拳作勢緩緩而來聽體的，自身有多大勁就使多大勁，練勁合形，以意氣之為而行拳，隨心的程度就高了，即練內功，也就是丹田功、氣功。以此功伸縮往來而運行，內勁不斷，而不是用外力行拳。

如果我們把第一步功夫的勁稱之為「旺火」（爆勁），那麼，第二步功夫的勁就是「文火」，即用溫火之法來鍛鍊，使意氣合於體態之動，稱之為「隨心」，並時時伴有發

自體內的清脆的抖彈之勁。此時的發勁為「呼」，回落手則為「吸」，此一呼，排泄體內之廢物；此一吸，汲取宇宙間的養分。

這種以丹田呼吸配合而行拳的階段，是練氣化神階段，運起勁來體內產生的內景妙不可言。就好像水塔蓄水一樣，待丹田氣蓄滿，在體內如同電源充足後將動能運輸於各個支路，即人體的四肢百骸。

將丹田之氣貫於四肢而行拳，才能入妙境，肌體的透明度提高，極其靈敏，勁力隨合、連綿，透及整個身體。發勁時又可在瞬間集中於一點，縱放自如，得心應手，即寓技擊之功，又可得養生之妙，舒適無比。

這一階段練拳的要點是，行拳按第一階段的原形走即可，但用的是腰勁，用的勁力不同，重點此時是在回，主要是吸收養分。發勁時找丹田的勁。

練綿拳時要配合呼吸，往裡往回是吸氣；往外是呼氣。出拳時將氣由丹田送至膻中，也就是這個呼吸的過程是從丹田到兩肺，真正感覺到胸中有動，再以這個動能送出拳去，不能單打單脫節，呼吸是呼吸，發拳是發拳。後天呼吸要配合，但不要有意去配合，而是不調自調，使呼吸自如，先後天呼吸混用並舉。

3. 第三層功夫，練神還虛，即化勁階段

這是形意拳的高級階段。此時形意拳之道，得「靈心」而養練於神，以神感動於四肢，心胸清虛及至全體鬆空，如透明之體，五臟六腑運行無阻，全身經絡百脈皆開，機體極靈敏而無滯感。內臟腑、外軀體、五官力竅，四肢百骸的精、氣、神合而為一，成為無狀之狀，無象之象，是為內

丹，或稱金丹。至此行拳作勢，無論五行還是十二形，均以神氣為動能，感應而動（行拳），習神可補神，習氣可補氣。可以說此時拳即氣功，氣功即拳術。

神勢相依，體為神之寓（寓所），一點「真陽」運行，無內無外，無所不在，靜致以極，即虛無，以後天返先天，先天之道可立，練神還虛，練虛合道，道法自然，人與太虛同體，與大自然同化，合而為一。如身入此境，既可身輕如燕，又可重若泰山，練拳一遍是所謂一氣作，如一片神行，無頭無尾，環繞無端，由內及外，意動身行，能不知手足之舉（舞）動，忽剛、忽柔、忽開、忽合、時高、時低、伸縮進退、左旋右轉，一切動作極合節律，無不隨心，手起腳落，如電閃雷動，驚風雨走沙石，變幻莫測，體備而神完。正如古拳譜中所說的「拳無拳意無意，無意之中是真意」，即一切行為動向都是無意之中自動化作出的反應，最真實最迅捷的反應。

此步功夫功力的顯示只能靠感覺，透過現象去探討本質，說有也有，說無也無。第二步功夫小周天打通，第三步功夫大周天開通。「久練自成金剛體，百病皆除如童子」，亦即金剛之體，童子功。練功至此，已是「得來萬法皆無用，身行應當似水流」，真氣轉動，上通天谷，下達海底，徹上徹下，洞鑒八荒，盡虛空，通法界，不可思議的境界完全具備於練功者一身。

三、形意拳的養練價值

正如人們常說的，形意拳是一項有利於身心的體育活動。它對人體健康的作用是極其明顯、多方面的。透過練習

形意拳，不僅可使人的肌肉、骨骼和力量得到鍛鍊，並且對人的呼吸、消化、心血管循環及神經等系統都大有益處。長期堅持練習，可使這些器官的機能明顯地得到改善和加強，促進新陳代謝，增強肌體的抵抗力，既可減少疾病的發生，又可延緩人體的衰老，還可治療某些器官的疾病，恢復人體的各種機能，達到袪病延年的目的。

練習形意拳之所以有上述效果，主要是因為形意拳的行拳作勢有養練並舉的功效，即套路練習與樁功（三體式）並行，也就是動與靜相結合，靜為本體，養氣安神；動（運動）為用。

動（即用）得有動能（源），如同發電機產生電源，發電充電瓶，反過來電瓶再輸出電能一樣，人亦如此。人的動如果沒有能源也是不可能的。而人的能源就是「氣」，即丹田寶。正如古拳論所說的：「丹田虧則氣不充，氣不充則力不足。」

那麼，如何才能蓄養丹田之氣呢？

古人說得好：「養靈根而靜心者，謂之修道也；固靈根而動心者，謂之武藝也。」也就是說，養而靜是養生修行；練而動是用。沒有靜養就不可能產生人體的動能，動能的運用就是武藝。因此靜為本體，動為用。人體由靜養有了充足的動能，由動能的運用又可提高和挖掘人體巨大的潛能。因此，養與練要並舉，動與靜是辯證統一的關係。形意拳正是這樣一種動靜結合、養練相宜的體育運動，它集養與練於一體，靜可養氣益力；動可體用技擊；是不可多得的體育方法。

另外，即使是形意拳的靜（樁）功，雖外形是靜態，可

身體內部也在運動，也有動（用）與靜（養）的分別。如三體式，出雙手後意由丹田達於四肢，似氣球膨脹，充於四肢，屬於鬆靜樁功，側重於養；而意自丹田發於（支撐）四肢，後足蹬，頭向上頂（提頂），全身憋勁，含躍躍欲試的彈簧勁，有預動之勢時，屬於預動樁功，側重於練。所以，靜（樁）功之中也有動靜之分，靜中有動，動靜結合，對立而統一。

同樁功一樣，形意拳的套路練習也有動靜養練之分。譬如，柔勁為養，發勁為練為用。發勁要做到剛柔適度，要順其自然，有多大內在實力就發多大勁，不可強努。要動而不動心勁兒，不傷真氣，不傷根本，這就是養與練的結合。總之，「氣以直養而無害」。

所謂直養，意思就是說要專注地養氣，思想堅定能產生一派正氣，意念收歸於丹田，能收神內斂，進入定神的狀態。從方法上來講，就是要不加任何後天的意識作為，不加任何操作、導引而直接地練功，練意氣之功，先天氣功，以氣功態而生活，活著就是練功，走路即是練功。這樣可以避免有害無益現象的出現，防止後天作為可能帶來的出偏，使身體直接地由練功得到益處而不受傷害。

動與靜在人體上的統一，是個體人的功用。而人與環境是分不開的，考慮到環境對人體的影響與作用，情況就更複雜了。也就是說，即便個體人的動靜相宜了，並不能直接導致人的身體健康，還要考慮人與自然的關係，即更大範圍內的對立統一關係。

現代人類所處的自然環境是相當複雜的，相對於個體人來說，環境又一分為二，有宏觀的，即大自然的環境，如大

氣、生態環境等等；有微觀的，即每個個人所處的環境，如生活環境、衛生條件與習慣等等。

如何處理好人同環境的關係，這就進入了更高層次的修鍊，即道功的範疇。古人說得好：「行止坐臥不離這個（守中、養生）。」就是說，人每時每刻都要注意在與環境的平衡中修鍊自己。如何注意，就是「道」，「不離這個」就是不離「道」。先人有詩道：「道本自然一氣游，空空靜靜最難求，得來萬法皆無用，身行應當似水流。」這就是養練之法，即「道法自然」。要以後天返先天，順應世間萬物的自然法則，由內（功）及外（用），由外（物）又及內（人），以無形無象的先天真一之氣的蓄養與運行來最大限度地汲取大自然慷慨賦予我們人類的營養，抵消各種不利因素，達到天人合一的境界。

形意拳的養練方式大致可分為靜式與動式兩種，兩種方式都有一個與先、後天氣功相配合的問題。因此，我們首先必須明確先、後天氣功的關係。後天氣功是由調息法，即肺臟的呼吸來練功，這一過程是明顯的，人人都能覺察；而先天氣功是練意氣之功，即由丹田的呼吸來練功。丹田的呼吸是內呼吸，它不是在肺中進行，而是由人體內血球、血液、神經、體液和全身細胞來完成的潛在的隱幽的呼吸。這種呼吸是人在母腹中就具有的，由先天祖氣——即腎間動氣孕育出來的。

腎間動氣為生命之根，奇經八脈之源，腎精保養有方則元氣自充，元氣充則力足，人才精神旺盛，身體健康，所以有「腎為先天之本」一說。

故此，我們說先天氣功是根本的上乘的功法，有了先天

原本的動能，才有後天的存在，肺臟的呼吸。而後天的肺臟的呼吸，能吸入大氣中的新鮮氧分，排出體內的二氧化碳，新陳代謝，又可以後天的營養補充先天。可見先、後天的關係是互化的，互為其根。先、後天氣功的配合練習，可以使先天祖氣與後天胸中的大氣融為一體，形成先、後天一元化的整體，即氣化現象。如果只練後天不練先天，人體就得不到練先天所能汲取的宇宙間微妙的營養物質，不能養精蓄氣。

練好先天氣功，肺臟的呼吸可不調而自調，甚至達到「胎息」的境界，使人體能極大限度地汲取並消化宇宙間的營養成分，而絕少支出自身的精、氣、神，達到身壯力健，延年益壽，返老還童的目的。

根據上述道理，我們在養練時就要以先天氣功的練習為根本，以後天氣功的練習為輔，使先、後天很好地配合。具體來講，在靜式練功，即無拳式站樁時，開始個別人由於不得要領可能會出現心胸不暢（中脘—胃口發悶或堵）的現象，此時就可暫時採用後天氣功的調息法，使氣由鼻入直達腹部，以推動橫膈膜（胸、腹腔之間的膈膜）上下運動，緩緩地進行一呼一吸，切忌急促和挺胸，要稍含胸。這樣進行呼吸的次數不限，待內氣下達之後，呼吸自然能平息。此時便可意念守中，練先天氣功，即丹田的呼吸。

調息法的應用是暫時性的，不可專門練調息。練習的要領是要虛心，也就是鬆胸，內氣才便於下達。在動式練功時，按後天氣功，凡下勢、回身等低姿勢時處於呼氣狀態；長勢、高姿為吸為開。

後天的呼吸雖然存在，我們在行拳作勢時不能不加以注

意，不過有一個標準，那就是不要故意去調整呼吸，只要養成習慣即可。要領是只要注意凡是下勢即為呼就可以了，高勢的吸可不調而自然形成。

然而，後天的調息不是我們練拳的目的，我們的目的是要練就定靜神完的意氣之功，以此行拳才能出拳神速，力點集中，剛柔相濟，防不勝防。按先天氣功，是丹田的呼吸，回手或下勢時由丹田往後吸，此時為蓄勁，如把彈簧下壓至極點，當感覺到丹田吸滿時，實際上身子也已向後坐足了，這時物極必反，產生一個反作用力，如一鬆彈簧立即彈出一樣，勁由後足躦之於後腰再發之於肩，後達至掌，謂之節節貫通，此時為呼。這與後天氣功正好相反，也就是先、後天的相互配合、相互作用。

第 **2** 章

形意拳基本拳法——五行拳

第一節　三體式

三體式，又稱三才式，是形意拳的站樁功，也是形意拳各種拳法套路的基本功。透過三體式的練習，可使人體各部練就一個圓滿完整的姿勢，達到形意拳對身體各部位的基本要求，並反映形意拳拳法拳理的特徵。

一、無極式

三體式由無極式開始，即身體直立，兩臂自然垂於體側，兩腳跟靠攏，兩腳尖外展呈 90°，目視正前方（圖 2-1-1）。

【動作要點】：

頭要上頂，頸要豎直，下頦微收，兩肩放鬆，兩臂下垂，五指併攏，微屈扣在兩大腿外側，含胸拔背，兩腿自然

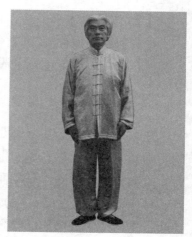

圖 2－1－1

直立，力量平均分配。整個式
子要自然放鬆，凝神斂氣，動
靜不知，心無雜念，空空洞
洞，天、地、人混為一體，處
於將動而未動之際，此為無極
式。

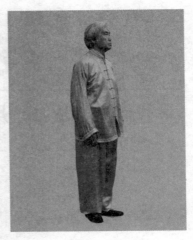

二、太極式

太極式由無極式開始，由
靜而動。即在無極式的基礎
上，右腳不動，左腳尖由外向
內轉動 45°，指向正前方，兩

圖 2-1-2

腳呈 45°夾角，同時身體隨之稍向右轉，仍保持原來的直立
姿勢，胸仍朝向左腳尖直指的正前方，目光仍直視正前方
（圖 2-1-2）。

【動作要點】：
身體各部與無極式相同，差別只在於心中意念一動，體
之陰陽初分，即清氣上升，濁氣下沉。

三、三體式

在太極式的基礎上，兩臂成 90°自身體兩側徐徐平舉，
同時兩掌心外翻，掌心轉向上，至內感的極限，即與肩齊平
時，兩前臂折回，兩手至額頭前上方，意念採收大自然之養
分，導至腳後跟（圖 2-1-3），至此鬆腰後凸，提頂，兩腿
緩緩下彎半蹲，身體形成整勁，伴沉肩墜肘兩手扣掌（右掌
扣於左掌之上）下落至中脘（也就是胃口間），稍頓。此式

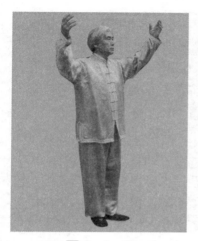

圖2-1-3

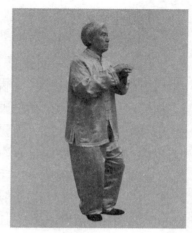

圖2-1-4

名為「虎抱頭」（圖2-1-4），其意在雙手護心，雙肘護肋。此式剛穩，即下蹲蓄勁至極點後，立即彈出，左手伸臂前展，左手掌稍立，五指自然伸張，食指和中指與鼻尖等高，肘部下墜；右手下按，掌心向下，止於腹前。兩掌、臂之間呈拉弓勢。在出手的同時，左腳順腳尖方向向前邁出一步，步距因人而異，約自體兩足之長，重心偏於右腿，兩腿彎曲如「虎抱頭」時的曲度（圖2-1-5）。

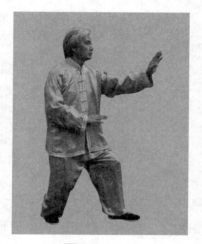

圖2-1-5

【動作要點】：

1. 上體要正，稍向右側，不可前俯後仰、左斜右歪。

2. 頭要上頂，頸要拔直，下頦稍向內收；面部表情自然，眼睛穿過左手食指尖平視前方，牙齒輕合，不可咬緊，口閉合，舌頭輕抵上牙後部硬顎。

3. 兩肩鬆沉，下拔（兩肩胛骨向脊柱合攏）；兩臂肘部向內裏合之勁，左臂肘部下垂，不可強直，左手食指上指，虎口撐圓，腕部按蹋勁；右手五指也自然撐開，指尖指向左肘部，虎口圓撐，腕部按蹋勁；兩掌、臂之間有前展後拉之合力，左肩隨之稍送出，右肩隨之稍下沉。

4. 胸部稍內含，背部有隆意，同時拔直脊柱，凸腰，鬆腹；兩胯向內裏、向後收，坐穩身勢，意想百會穴與會陰穴之間拉成一直線，身體形成立柱之整體勁，氣沉丹田，虛心實腹。

5. 臀部下溜，提肛；兩腿彎曲，左腿屈膝不過左腳踝關節；右腿彎曲度大，膝蓋過右腳尖，使臀部與右腳跟上下相對；左右腿受力三七開，左腿三分力，右腿七分力；兩腳踏實，十指放鬆，自然著地，以免十趾抓地引起腳心虛空。

6. 要呼吸自然平穩，精力意念高度集中，精神抖擻，精、氣、神十足。

7. 站立時間根據自體情況，由少及多，直至下體穩重磁實，上體鬆空舒適，渾身上下打成一片，形成整體的預動之勢。

四、三體式練法

三體式基本練法如前所述，但由於形意拳演變歷史悠

久，門戶派系繁多，因此形成
了多種站（練）法，現試歸納
如下：

練法一：

在三體式的無極式、太極
式的基礎上，兩臂左右分開成
90°平舉，兩掌心向下，與肩
齊平後向內合，右掌扣於左手
背上，並同時拉回中脘處，形
成「虎抱頭」式，但勿停頓，
立即出手，快速形成上述三體
式基本練法的定式，動作要點
也同上，只是兩手掌稍平，指
尖指向前方（圖2-1-6）。此
式偏重於技擊之用。右手在左
手之上拉回是掩護，吸引對方
的注意力，實際左手立即由右
手下劈出，打其不備，使對方
措手不及。

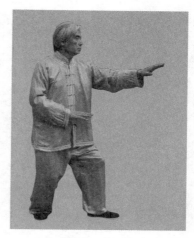

圖2-1-6

練法二：

在三體式的無極式、太極
式的基礎上，雙手順體兩側上
提，由腋下上弧形送向前方，
左手在前，右手稍後，形如接

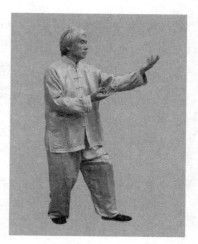

圖2-1-7

對方雙手。雙手上提時，雙腿下蹲，雙手前送時出左腳，形
成三體式基本步法（圖2-1-7）。雙手臂稍屈，雙肘下垂，

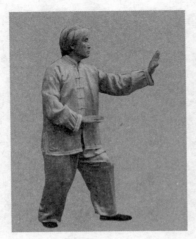

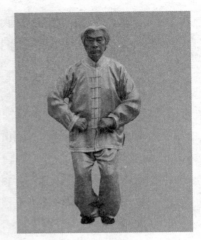

圖 2－1－8　　　　　　　圖 2－1－9

至終點後同時向內落轉，下落雙掌，形成三體式基本定式
（圖2-1-8），動作要點亦同前。惟獨送出雙掌時要由身體
右側像扎槍似地順出去；下落雙掌時要以肩肘的裹合下沉勁
帶動，即根節帶動梢節。當雙掌下落到終點時，要稍弓膝向
前送勁。

練法三：

身體直立，雙腳尖併行，面向三體式、無極式的右方。
雙手臂成90°，自身體兩側徐徐平舉，同時兩掌心向外翻，
掌心向上至與肩齊平時，兩前臂折回，兩手至額頭前上方時
一邊扣掌一邊握拳，意念扣合，垂拳下肘勁，至中脘處時肩
催勁；同時，屈膝下腰，墜肘沉雙拳，向丹田蓄勁，兩拳對
扣於丹田處，兩拳相距10公分（圖2-1-9）。隨後左拳抵
住丹田，右拳邊旋轉邊向左上方弧形發出，拳心向上，同時
身體以腰為軸向左轉，右腳以腳尖為軸腳跟向外扭出，與左

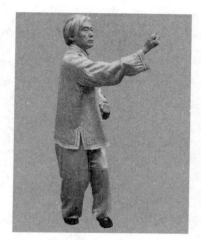

圖 2－1－10

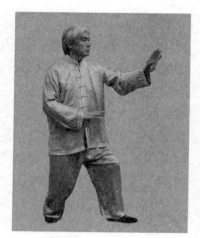

圖 2－1－11

腳成 45°（圖 2-1-10）。然後右拳向內邊旋轉邊變掌，向下
捺落至下腹部；同時左拳順右腋下右臂內側由拳變掌向體前
發出；發左掌的同時，左腳向前邁出，形成三體式基本練法
定勢（圖 2-1-11）。動作要點也基本同前，在下蹲後送出
右拳時要發出功夫勁，不能單擺浮擱。

　　練法四：

　　基本身法與要領與練法三相同，只是在起雙掌及扣合雙
拳於丹田時，左腳要向前邁進一步，右腳跟上，然後繼續練
法三的動作。注意起雙手與邁左腳、扣雙拳與落右腳要同步
協調進行。扣雙拳於丹田時要屈雙膝。

　　練法五：

　　起勢動作與練法三相同，待形成圖 2-1-9 動作後，出右
拳時右腳跟不動。收右拳出左掌時，左腳向左側稍前方邁
出。收右拳時邊向內旋轉邊變掌，止於下腹部；左拳由右腋

下變掌，順右前臂內側、右掌之上發出，止於身體左前方（圖 2-1-12）。兩臂彎曲，形成弓勢。要注意提頂、弓腰、屈膝、收腹。出回左、右掌時要以頸椎為軸，頸椎的旋轉又座基於腰椎，即以腰的主力貫上來，作整體性的運勁兒。兩腿著力比重為左四右六。

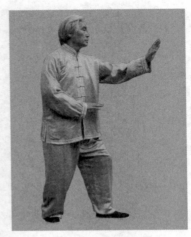

圖 2－1－12

　　練法五的練習也可按照練法四的方式，做進跟步的動作。

　　上述幾種練法，基本都是斜立掌練習的，在身法、身勢、步法、動作相同的情況下，還可以做指功練習，即手掌定勢基本是平行的，指尖指向前方。這種手法的動作要點是：後掌踏勁，前掌穿勁，側重於技擊應用。久久練習，指功會大進，發抖彈的功夫勁，可收到點穴的功效。

五、三體式與內功
——降氣升陽法（精、氣、神合一論）

　　降氣升陽，也可稱為降陰升陽。降陰屬外，即退四肢百骸之外力和內應（硬）力，柔化肌體；升陽屬內，降濁（陰）則陽升，陰陽之動，此消彼長，去舊生新，開寬順氣，心胸鬆空，則氣勢騰然，體合而養生。按中醫理論，「陰」為濁，為病氣。人體不練內功，陰陽不分，虛實不

合，充滿了後天的氣與力，滯而不暢，即體與意不合，力不從心。

三體式的無極式，其含意就是陰陽未判，清濁不分，或無所謂有與無，即心無所用，意無所動。到了三體式的太極式，則意念有所動，陰陽清濁開始分。當雙手上舉，弧形經面前扣落，並屈膝下腰勁時，意念由頭——百會穴，經上丹田、前丹田至會陰穴後，下達至腳底湧泉穴，這是以意配合外動而降陰氣，意念降至極點，內氣返歸前丹田（中丹田——臍或臍內），就此守之就是內功。

經過這樣的練習，可逐漸做到虛心實腹，上下丹田相合，陰陽相艶，即太極相合，使機體氣化（此處陰陽相艶的「陰」，不是中醫理論概念上的病氣，而是哲學理論概念上的陰陽，即對立統一的關係）。對於常人來說，只有透過降氣升陽法的練習才可以做到內三合，即出手作勢時以丹田之氣而發出。

【動作要點】：

起勢時，雙掌心朝天（陽掌式），舉起時可配合雙腳踩意，釋放人體的病（陰）氣；雙掌下落扣按時，勞宮穴吸入天空陽氣貫入頭頂百會穴，內外（外部動作，內部意氣）同步下達，以陽退其陰；在雙掌分開時，腳以踩踏之意而蹬出，隨之身體配合伸長功勢，此時意想體之陰（不是病氣的陰）陽相合交於丹田，以丹田為功促四肢齊動，充氣於百骸。

六、收功法

收功有兩種作用：一是可使偏於練動功者在收歇之前，

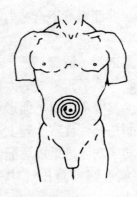

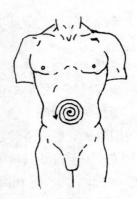

圖 2 – 1 – 13
男子收功外轉法

圖 2 – 1 – 14
男子收功內轉法

將散發於四肢的氣收斂，歸根於中丹田（肚臍）內，以斂其
精氣而固其本；另一種作用是可使偏於練靜功者調和因意守
過於集中專注而可能發生的淤積，因為由「換意念活動」可
使淤積調勻，擴散，使氣血無滯。然而，初練功者可以暫不
去勉強做收功法，可在練到腹部有氣感時，即練到腹部有脹
滿鬆快感，有一種取之不盡的內勁時，再行收功法不遲。否
則，等於鍋中無水而加火乾燒。

收功法有兩種，可以每次選練一種，也可每次兩種都
練。這兩種收功法古稱「法輪自轉」。

1. 意想轉圈法

此法可在練靜思動時進行。操作時，仍需沉心靜氣，內
視丹田，以意引氣。具體做法如下：

①以中丹田為中心，意想氣從左上方向右上方→右下
方→左下方→左上方螺旋形地由小到大轉 36 圈（圖 2-1-
13）。然後，按原路線反轉，由大到小轉 24 圈（圖 2-1-

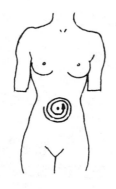

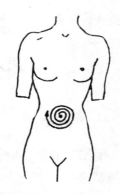

圖 2－1－15
女子收功外轉法

圖 2－1－16
女子收功內轉法

14），這是男子的練法。

　　②女子練法是轉的方向相反，即以肚臍為中心，由其右上方向左上方→左下方→右上方，由小到大轉 36 圈（圖 2-1-15）。然後按原路線反轉，螺旋形地由大到小轉 24 圈（圖 2-1-16）。

　　2. 撫摸轉圈法

　　①練完功後，氣息歸根，即收至中丹田。這時，呼吸要自然，收視返聽，假想「青龍潛於左，白虎伏於右」。「青龍」指腎，「白虎」指肝，意為水火相濟。

　　②然後，右手握拳於肚臍左上方，向右上方、右下方、左下方、左上方自小而大轉 24 圈。

　　③然後再反方向轉 24 圈，但轉時要自大而小。

　　【動作要點】：

　　收功時，要不急不躁，不疾不徐，均勻行轉；收功後，稍稍沉靜片刻，再恢復行動。行動時，不得突然迅猛，而要

緩緩恢復正常。

第二節　劈　拳

一、劈拳說

劈拳其形似斧劈物，古拳譜形容為「一氣之起落」，取其鋒利之意，按五行說屬金。以五行與五臟的關係，肺屬金；以五行與五官的關係，肺開竅於鼻。

按我國傳統醫學理論，人以氣為主，氣和則身體健壯；氣滯則體弱多病。劈拳守竅於膻中穴，其氣發於肺臟，練劈拳筋梢用力，得法勁順，則可以養肺順氣。按五行相生之理，金生水，劈拳能生躦拳；按五行相剋之理，金剋木，則劈拳能剋崩拳；按五行循環之理，土生金，即橫拳生劈拳；火剋金，炮拳剋劈拳。

根據形意拳的拳理，人以養氣練氣為先，因此五行拳以劈拳為第一拳。

二、劈拳基本練法及要點

1. 預備勢

劈拳預備勢就是三體式，按三體式要領做好定勢。

2. 劈拳左起勢

在三體式的基礎上（圖2-2-1）。左右手同時弧形下落，雙手邊落邊攢拳。雙拳於小腹前匯合後勒向兩側髖骨（圖2-2-2），後立即翻轉兩拳心向上，右拳抵住右下腹，拳心向上，左拳由人體中線自下而上弧形送出，定位與鼻尖

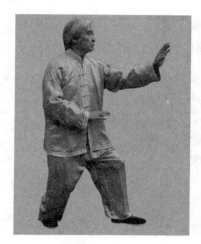

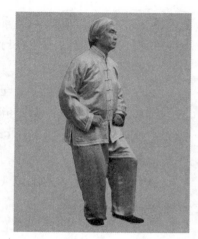

圖2-2-1　　　　　　　圖2-2-2

等高，左肘內裏下垂不可伸
直；在出左拳的同時，左腳向
前墊一步（步距約一腳），左
腳尖的方向由原來的直向前方
改為腳尖向外撇45°，左膝稍
向前弓；右腿蹬勁，但不可蹬
直；目視左拳上方（圖2-2-
3）。

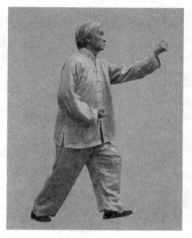

圖2-2-3

【動作要點】：

　　①預備勢要按三體式的動
作要領做好，站穩後再起勢。

　　②左右掌下落時上身要隨
勢以腰勁稍向右順勁。由掌變拳時要回如鈎杆，勢如卷餅。
兩拳要以鬆肩墜肘的勁兒逐漸下落，逐漸向丹田蓄勁；丹田

微微吸勁，當兩拳勒到兩髖骨隆起處時，丹田蓄滿，即前丹田吸到後丹田，此時由後腰丹田功的反作用力將兩拳翻轉彈出；上體隨之稍向前送。

③左拳送出的過程中，左前臂要向上（外側）旋轉，左肘向裏裏，肘尖下垂，拳眼向左下方，拳輪與口鼻相對；右拳拳心向上抵於右下腹時不可空擺，要有向前抵送之意。兩拳臂之間要有合力，不可單打單。

④身勢要中正，各部位（頭、項、胸、背、腰、腹等）基本要求與三體式相同。

⑤左腳墊步時要迅速；右腳內側呈蹬勁。身體重心由三體式的前三後七改為雙重或前七後三，即重心前移。

3. 右劈拳

右腳提至左腳內側稍頓，同時右拳沿肋下至胸前躦出，拳心向上；左拳同時稍向下撤（圖2-2-4）。

隨後右腳向前邁出一大步，左腳隨之迅速跟進，止於距右腳一腳半處，腳尖向左撇45°，兩腿曲度與三體式定勢相同，前腿膝蓋不可過前腳踝關節；在邁右腳時，右拳在左拳上方邊旋轉邊由拳變掌，掌心向前下方，於膻中穴前方上弧形劈出；左拳邊旋轉邊由拳變掌撤回於腹部，掌心向下捺勁，定勢如三體式（圖2-2-5），惟與三體式左右相反。

【動作要點】：

①右腳向前提時，腳尖須擦地行進，使蹬勁。向前邁進時也不可抬腳離地，須直向前進；左腳內側及腳跟蹬勁，即以向內旋轉的蹬勁將右腳送出，跟進時也不可抬腳踏進，須觸地快速短促跟進。左腳跟進後立即定式，不可前後搖動雙腿。定式重心如同三體式，前三後七。步幅稍小於三體式。

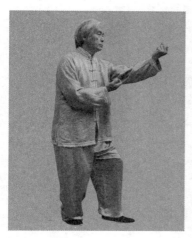
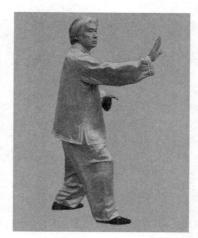

圖 2 – 2 – 4　　　　　　　　圖 2 – 2 – 5

②身勢各部要點同三體式，在出右拳時右肩稍向前送，左肩下沉，兩掌之間呈張弓之力。出掌時要由膻中穴發出鬆中的「抖彈」之勁，即發力於瞬間，柔中寓剛，剛柔相濟。

③行拳作勢須配合丹田功，一個劈拳為一個呼吸，回手時丹田微微吸勁，待丹田吸滿時，力量已向後腰、後腳坐足了，此時隨丹田的呼把掌劈出去，蓄勁於前腳，發力於此點。肺臟的呼吸要自然配合，不可調息，出掌是由丹田作用於肩肘而催出去，全身上下協調一致，力量通順，不可單打單，單擺浮擱，四肢分家，各行其事。古拳論所說的「消息全憑後腳蹬」，說的就是這個道理。

4. 劈拳右起勢

動作和要領與左起勢相同，只是左右正好相反（圖 2-2-6、圖 2-2-7）。

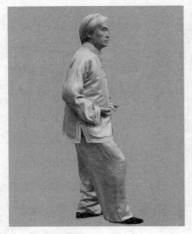

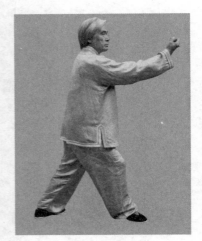

圖 2 - 2 - 6　　　　　　　　圖 2 - 2 - 7

5. 左劈拳

動作和要領與右劈拳相同，只是左右正好相反（圖2-2-8）。

可如此左右式交替行拳，即三體式→左起勢→右劈拳→右起勢→左劈拳→……直線前進，行拳次數與距離，視體力與場地而定。在左劈拳後回身。

6. 劈拳回身

在左劈拳的基礎上，左右

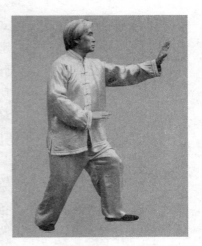

圖 2 - 2 - 8

手同時弧形下落，邊落掌邊攢拳邊向右回轉身體，並扣左腳尖，兩腳成內八字。當兩拳勒回至下腹部兩側時，左拳拳心

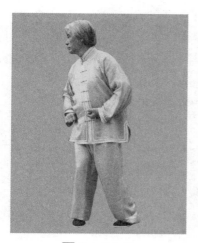

圖 2 - 2 - 9

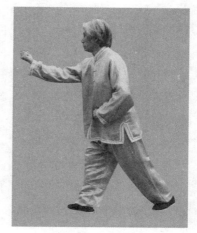

圖 2 - 2 - 10

向上，右拳拳心向下，身體已由原來的方向向右轉 90°（圖
2-2-9）。隨後以右腳尖為軸轉右腳，身體繼續右轉 90°後，
墊出右腳，腳尖向右撇 45°；在出右腳的同時由下向上弧形
送出右拳，拳心由向下旋轉為向上，定勢及身體各部位動作
同劈拳右起勢（圖 2-2-10）。

【動作要點】：

①雙手由掌變拳下落時的要點同劈拳左起勢，不同的是
邊作勢須邊向右轉身。向右轉身時身體重心由左腿移至右
腿，兩膝向內裏合，兩腳尖向裡扣，呈內八字形。右拳下落
時要稍走一個小弧形，以拳帶身向右後轉動。

②身子轉向正後方後，重心由右腿移至左腿，左腳內側
蹬勁送出右腳和右拳。右腳由內八字飛快旋轉墊出成外八
字。右拳出拳要領同劈拳右起勢。

③劈拳回身動作完成後，定勢同劈拳右起勢定勢。

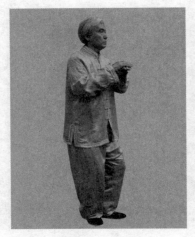
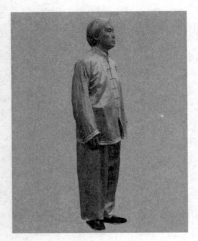

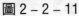
圖 2 – 2 – 11　　　　　　　圖 2 – 2 – 12

　　劈拳回身後，要繼續左右勢交替行拳，至原來行拳的起點處再做一次劈拳回身。

　　7. 劈拳收式

　　在第二次劈拳回身後，再完成一個左劈拳動作，在此基礎上保持兩腿的彎曲度，收左腳與右腳跟靠攏，左腳尖向正前方，兩腳仍保持 45°；同時收兩手止於胸前，左手掌扣於右手掌之上，形成「虎抱頭」動作（圖 2-2-11）；然後兩臂緩緩下垂，兩手貼於身體兩側；同時兩腿徐徐站起，身體仍斜向正前方，外形動作如同三體式的太極式（圖 2-2-12）。

　　【動作要點】：

　　①收勢一定要在原來起勢的地點進行。

　　②收回兩手和左腳時要下腰勁，以丹田吸勁完成。左手在收回的過程中要先向右側畫一個弧形，兩手五指和兩腕要

放鬆。

③整個動作要收心返視、輕柔緩慢，起身站直時要意想隨兩手的收回與下落，將大自然當中的陽氣、養分收歸於百會，氣沉丹田。當兩手垂直後，意想十指與大地吸合連結起來了，這樣稍定後，收勢就完成了。

④劈拳收勢完成後可繞場散步，休息放鬆身體，然後再行其他拳式。

第三節　崩　拳

一、崩拳說

崩拳似箭，直而速，有射物之意，古拳譜形容為「一氣之伸縮」，取其連發之箭的意思，按五行說屬木。以五行與五臟的關係，肝屬木；以五行與五官的關係，肝明目。按我國傳統醫學理論，人肝淤氣傷，則脾胃不和，脾胃屬土，為後天之本，傷本則身體大傷。

崩拳守竅於夾脊穴，其氣發於肝臟，習崩拳筋骨用力，拳順得法，則可以平氣、舒肝、化淤、明目，長精神，強筋骨、壯腦力。按五行相生之理，木生火，崩拳能生炮拳；按五行相剋之理，木剋土，則崩拳能剋橫拳；按五行循環之理，金剋木，劈拳能剋崩拳；水生木，即躦拳能生崩拳。

所以，崩拳按金、木、水、火、土的順序，雖列為五行拳第二拳，可在實際練習時要在躦拳之後，即按金、水、木、火、土的順序練拳。

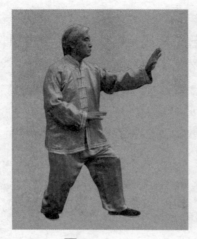
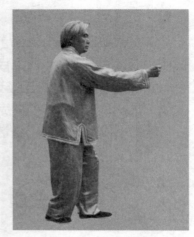

圖2－3－1　　　　　　　　　圖2－3－2

二、崩拳基本練法及要點

1.預備勢

崩拳預備勢即三體式，按三體式要領做好定式。

2.右崩拳（第一式）

在三體式（圖2-3-1）的基礎上，左手由掌變拳，同時拳心轉朝上，拳眼向左方，後撤左肘，止於左側腰間；右掌在此同時也由掌變拳，拳心由下轉朝左，拳眼向上，稍向後撤右肘，右拳貼於右肋下方，隨即擦肋向前出右拳，在中脘穴前與左拳相交錯，從左拳心上方向前擊出，出拳後肘部下垂，前臂端平（圖2-3-2）。

　　兩拳動作要協調一致同時進行。出右拳時左腳向前邁一步，步距因人而定（大約75公分），隨後右腳跟進，右腳尖落於左腳踝部右側，兩腿彎曲，目視右拳上方。

【動作要點】：

①左手由掌變拳時，要握拳如卷餅，邊握拳邊旋轉左前臂。後撤左拳時先向前稍送左臂，隨即後撤左臂，以裹合勁撤回左拳止於左側肋下並勒緊，左肩下垂。

②右手由掌變拳時要向後拉一個小弧圈，在右肋下部拳眼轉朝向上，隨即由夾脊穴發力從腰間擠出。與左拳相交時，由左拳上方擦拳而過，用右肩的整體力量將拳送至前方，拳高與中脘穴齊平，距中脘穴約 50 公分，但右臂不可伸得過直，右肘要下垂。右拳出拳雖是直出，但走的不是一條平線，而是一條上弧線。到終點時沉肩下腰，有一個向下打擊的頓力。這個力點同時要與右腳的跟進配合，即落右拳與落右腳同時完成。

③左腳隨右拳的出拳向前邁步時，要先提起左腳向後收一下左小腿，然後腳尖擦地向前邁出。邁出左腳要由右腳內側及後跟蹬地的勁向前邁出左腳，做到虛領頂進。右腳在左腳落地後迅速貼地跟進，不能形成離地邁步而進的錯誤動作。左右腿重心的交換要靈敏，左腿為重心的時間是短暫的，瞬間的。兩腿要保持一定的曲度，不可伸得過直而失去預動之勢。

④上身要含胸沉肩，收胯下腰，保持中正平穩，身姿的高低不可有起伏，在行進間要始終保持相對相等的高度。送出右拳後，右肩稍向前送，使身體形成左腳在前，左肩在後，左腳與右肩上下相對，左胯與右肩上下相合的拗步式。

3. 左崩拳

旋轉右拳，拳眼由上轉向右方，後撤右肘止於右側腰間；左拳由左肘下擦身旋轉而出，拳眼由左轉向朝上，在中

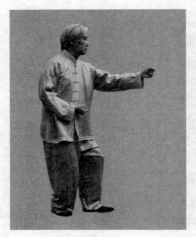

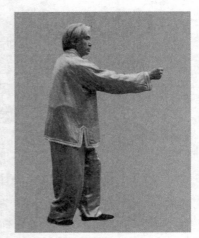

圖2－3－3　　　　　　　　圖2－3－4

脘穴前與右拳相交錯，由右拳心上方擊出，出拳後肘部下
垂，前臂端平。兩拳動作要協調一致同時進行。在出左拳
時，左腳向前邁一步，步距因人而定（大約75公分），然
後右腳跟進，右腳尖落於左腳踝部右側，兩腿彎曲，目視左
拳上方（圖2-3-3）。

　【動作要點】：

　　基本上與右崩拳相同，只是左右相反。左拳打出後要送
出左肩，右肩後撤，形成左腳左肩均在前的順步式。左腳在
蹬出之前在意念上先要有後收之意。

　4.右崩拳（第二式）

　　右崩拳（第二式）基本動作和要領與右崩拳（第一式）
相同，只是動作起點不同。右崩拳（第一式）起點是三體
式，兩手要由拳變掌；而右崩拳（第二式）起點是左崩拳，
兩手本來已握成拳，無須由掌變拳的動作，而是直接旋轉兩

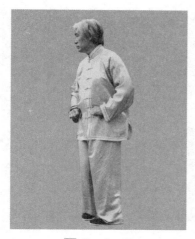

圖 2 - 3 - 5

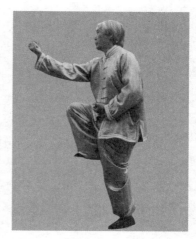

圖 2 - 3 - 6

拳兩臂出拳或收拳。其他動作及要點參照右崩拳（第一式）。

可如此左右交替行拳，直線前進，次數與距離視體力與場地情況自定。在崩出右拳後回身。

5. 崩拳回身（狸貓倒上樹）

在右崩拳的基礎上（圖 2-3-4），以右拳帶動身體從右側向後轉身。右掌向左旋轉，拳心向下、向身體右側畫一弧形；同時，左腳向裡扣腳尖，兩腳形成內八字（圖 2-3-5）。然後右拳從右肋下向胸前邊旋轉邊躦出，拳心由下轉向上，拳背向前，拳心向臉，止於口前 20 公分處，右臂彎曲，右肘下垂；在躦出右拳時，以右腳尖為軸，右腳旋轉180°，與左腳成 90°後向上提起右膝（圖 2-3-6）；隨後向前進一步落右腳，右腳尖向外撇 45°，左腳跟進，掂起左腳跟；右膝在前，左膝在後，兩腿彎曲；同時，右手由拳變

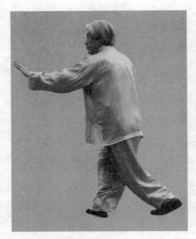

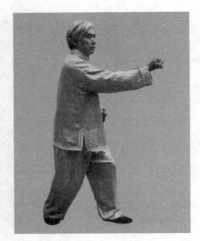

圖 2 － 3 － 7　　　　　　圖 2 － 3 － 8

掌，邊向內旋轉動向後撤回，掌心向下，止於右胯部；左手由拳變掌，掌心向下，從右掌上方邊向內旋轉，向前劈出；左手臂不可過直，左掌根與胸口齊高；目視前方（圖 2-3-7）。

　　回身之後，繼續行右崩拳。在行拳前，右腳要先向前墊半步，然後左腳再邁進一大步出右拳。隨後左、右崩拳交替行進，要領同前。行至原來行拳的起點處再做一次崩拳回身。

6. 崩拳收勢（退步左崩拳）

　　在第二次崩拳回身之後，再崩出右拳，在右崩拳的基礎上做收勢。

　　崩拳收勢，先後撤右腳半步（圖 2-3-8）。然後雙手行左崩拳動作，同時左腳向後撤至右腿後面（圖 2-3-9）。在此基礎上保持兩腿的彎曲度，收左腳與右腳跟靠攏，左腳尖

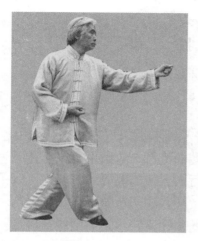

圖 2 - 3 - 9

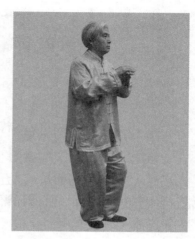

圖 2 - 3 - 10

向正前方，兩腳尖保持 45°；同時，收兩手止於胸前，左手掌扣於右手掌之上，形成「虎抱頭」動作（圖 2-3-10）；然後兩臂緩緩下垂，兩手貼於身體兩側，同時兩腿徐徐站起，身體仍斜向正前方，外形動作如同三體式的太極式（圖 2-3-11）。

【動作要點】：

參照劈拳收勢動作要點。

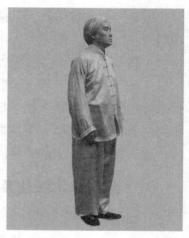

圖 2 - 3 - 11

第四節　鑽　拳

一、鑽拳說

鑽拳其形似電閃迅猛圓活，無隙不入，古拳譜形容為「一氣之運行」，取其如水之曲曲流行，無微不至，無孔不入之意，按五行說屬水。以五行與五臟的關係，腎屬水；以五行與五官的關係，耳能通腎。按我國傳統醫學理論，腎為先天之本，其氣為生命之根。此氣旺盛腎水足，則能升清降濁，水升火降，心腎相交，陰陽相合，健身祛病，延年益壽。

鑽拳守竅於會陰穴，其氣發於腎臟，習鑽拳肉梢用力，拳順得法則氣和，能補先天，壯後天。按五行相生之理，水生木，鑽拳能生崩拳；按五行相剋之理，水剋火，鑽拳能剋炮拳；按五行循環之理，土剋水，橫拳能剋鑽拳；金生水，劈拳能生鑽拳。所以，鑽拳按金、木、水、火、土的順序，雖列為五行拳第三拳，可在實際練習時要在崩拳之前，即按金、水、木、火、土的順序練拳。

二、鑽拳基本練法及要點

1. 預備勢

鑽拳預備勢即三體式，按三體式要領做好定勢。

2. 鑽拳左墊步（第一式）

在三體式（圖 2-4-1）的基礎上，左手手臂基本姿勢不變，只是掌心由向下轉為向上，手尖與鼻等高；右手拳、掌

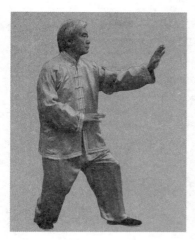

圖 2-4-1

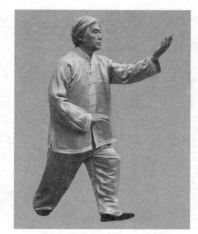

圖 2-4-2

均可，置於右側小腹處；同時，右腳保持外撇 45°不變，左腳向外撇 45°，兩腿形成弓箭步，身體重心前移，由三體式的前三後七，改為前七後三；目視前方（圖 2-4-2）。

【動作要點】：

①躦拳的步式如同劈拳。

②左腳外撇與左手翻轉同步進行，要迅捷。左手尖有上穿之意。

③定勢動作左肩要稍向前送出，同時後足蹬上勁，使左胯部頂住勁不發空。

3.右躦拳

左掌邊向內旋轉邊由掌變拳，拳心向上，左臂稍向後撇；右拳先稍向後兜一小弧形圈，然後迅即由拳心向下翻轉為拳心向左，從下腹部向前胸躦出。在雙手旋轉的同時，重心後移於右腿，左腳腳尖點地（圖 2-4-3）；然後右拳從左

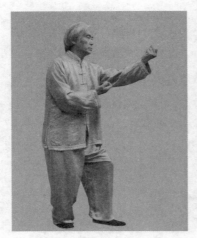
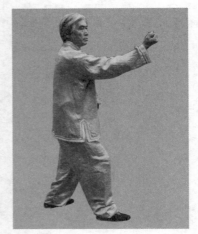

圖 2－4－3　　　　　　　　　圖 2－4－4

拳上方送至身前 50 公分處，拳高與口齊，拳眼斜向上，右肘下垂，右臂彎曲；左拳同時回收至下腹部，拳心向下；出右拳的同時，右腳腳尖向前邁進一大步，左腳保持原來的45°，跟進一小步；身體重心前四後六；目視右拳上方（圖2-4-4）。

【動作要點】：

①左、右兩手的動作要協調一致地進行，同時起落，合力而至終點。右拳注意要直出不可回勾，即手背與前臂要保持直線，不可打折。出右拳要送出右肩；左肩及左臂要有向內的裹合勁，左拳不可太向後拉開。

②右腳從左腳內側提起時速度要平緩，向前邁出時要以左腳內側及後跟部的蹬勁迅速邁進，右腳落地後，左腳也要迅速跟進，做到剛柔相濟，左、右腳在行進中都不可離地過高。定勢時左腿蹬上勁，右胯頂住勁不能發空。上身有前趨

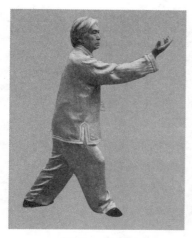
圖 2 - 4 - 5

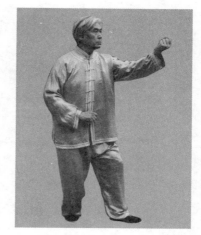
圖 2 - 2 - 6

之勢。

③雙手與兩腳的動作要配合一致，做到上下相隨，手到腳到，力點集中，節節相催，渾身擰成一股勁兒。

4. 躦拳右墊步

右拳伸開成掌；同時，右腳向外撇 45°；左拳與左腳不變；身體重心移至右腳，即前七後三（圖 2-4-5）。

【動作要點】：

與躦拳左墊步（第一式）相同。

5. 左躦拳

基本動作和要領與右躦拳相同，惟左右相反，定勢如圖 2-4-6。

6. 躦拳左墊步（第二式）

基本動作與要領和躦拳右墊步相同，惟左右相反（參照圖 2-4-2）。

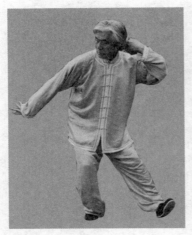
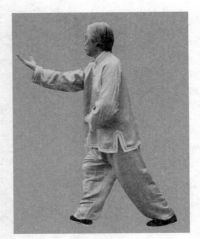

圖 2 - 4 - 7　　　　　　　　圖 2 - 4 - 8

　　如此左墊步→右躦拳→右墊步→左躦拳，交替直線前進，次數與距離視體力與場地而定。在躦出左拳後回身。

7. 躦拳回身（龍折身）

　　在左躦拳（圖2-4-6）的基礎上，右拳由拳心向下轉為拳心向上，並提至右鎖骨處；左拳回扣至左肩上；同時，左腳以腳跟為軸，腳尖內扣，兩腳成內八字。身體稍向前方。在此基礎上，右手手心向上，從右腋下反轉躦出，形成反背式，即右肘向上，右手心也向上；目視右後方（圖2-4-7）。

　　待右臂基本伸直後，右手與手臂同時翻轉，手心回轉360°，手心仍朝上；左手由拳變掌，從左耳下順前胸落至小腹處；在雙手動作的同時，右腳翻轉向外撇45°，邁進一步，定勢如同躦拳右墊步定勢（圖2-4-8）。

　　躦拳回身步勢同劈拳回身。回身後繼續行左躦拳→左墊

步→右躦拳→右墊步，交替直線前進，行至原來行拳的起點處再做一次躦拳回身。

8. 躦拳收勢

在第二次躦拳回身後，再行左躦拳，然後在左躦拳的基礎上收勢。收勢動作和要領如劈拳收勢。

第五節　炮　拳

一、炮拳說

炮拳，其形如炮炸裂，古拳譜形容為「一氣之開合」，取其爆發猛烈之意，按五行說屬火。

以五行與五臟的關係，心屬火；以五行與五官的關係，舌能通心。按我國傳統醫學理論，心為君主之官，主明則下安。意思是說心為五臟六腑之大主，它支配和統帥著人的其他臟腑，心動則五臟六腑皆搖。炮拳守竅於祖竅穴，其氣發於心臟。

練炮拳用血梢之力，得法勁順則可以養心血，和中氣，心中虛靈，身體舒暢。按五行相生之理，火生土，炮拳能生橫拳；按五行相剋之理，火剋金，則炮拳能剋劈拳；按五行循環之理，水剋火，躦拳能剋炮拳；木生火，崩拳能生炮拳。所以，炮拳列崩拳之後為五行拳第四拳。

二、炮拳基本練法及要點

1. 預備勢

炮拳預備勢就是三體式，按三體式要領做好定勢。

2. 炮拳右墊步（第一式）

在三體式（圖 2-5-1）的基礎上，右腳向右側 45°方向向前邁出一大步，腳尖向前，兩腿成弓箭步，身體面向正前方；同時，兩手邊由掌變拳，邊翻轉兩拳，拳心向上，後撤兩肘，兩拳面相抵在下腹部後同時向身體兩側勒出，兩拳面相距 10 公分左右，拳心向上；身體重心前七後三；目視左側 45°前方（圖 2-5-2）。

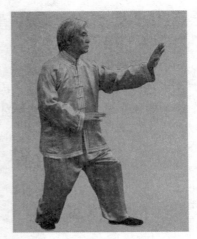

圖 2－5－1

【動作要點】：

①右腳邁進時要緩慢，兩腿始終保持一定彎度，不可伸直。定勢後腿要蹬上勁。

②兩手動作要含蓄柔和，邊蓄勁邊動作，最後在下腹部勒出時用丹田吸勁勒緊，即蓄滿勁。

3. 左炮拳

收左腳靠近右腳，身體稍向右轉，左拳隨之從左側下腹部到右側肩部前 10 公分處，

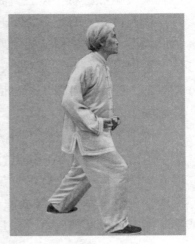

圖 2－5－2

拳眼向上，拳心向左側。隨後身體轉向左側 45°方向，左腳邁出一大步，右腳跟進；同時翻轉左肘及左拳向前上方出左

拳，拳心向前止於額前 15 公分處；在出左拳時，右拳拳心由向上轉為向內，拳眼向上，向左 45°方向打出，右肘下垂；兩腿保持彎曲，重心平均；目視身體前方（圖 2-5-3）。

【動作要點】：

①收左腳身體稍向右轉時，要以左肩領身，用上腰勁。出左腳要迅速，右腳要緊跟，做到虛領頂勁。

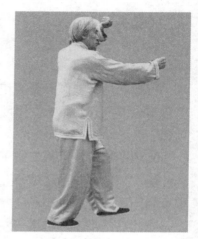

圖 2－5－3

②雙拳與雙腿的動作要配合，手到腳到，力點齊發。右拳動作基本與崩拳的出拳相同。

4. 炮拳左墊步

左腳向右折 45°直向前邁出一步，腳尖向前，兩腿成弓箭步，身體面向正前方；同時，翻轉兩拳，拳心向上，後撤兩肘，將兩拳收至下腹部後同時向兩側勒出，兩拳面相距 10 公分左右；身體重心前七後三；目視右側 45°前方（圖 2-5-4）。

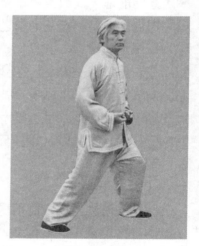

圖 2－5－4

【動作要點】：
與炮拳右墊步相同。

5. 右炮拳

右炮拳基本動作與要領和左炮拳相同，只是左右相反（圖2-5-5）。

6. 炮拳右墊步（第二式）

基本動作與要領和炮拳左墊步相同，只是左右相反。

如此右墊步→左炮拳→左墊步→右炮拳，左右交替行拳，直向前進，次數與距離視體力與場地而定。在左炮拳之後回身。

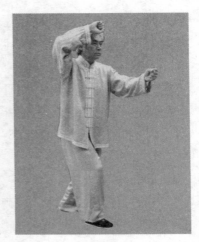

圖2－5－5

7. 炮拳回身

在左炮拳的基礎上，左腳回扣到右腳外側，身體隨之從右側向後轉，右腳以腳尖為軸轉225°，從扭步轉為順步，靠近左腳，兩腳成外八字；雙拳如墊步動作回收至下腹部（圖2-5-6）。隨後右腳向右側45°邁出一步，做右炮拳動作（圖2-5-7）。

【動作要點】：
回轉身時動作要敏捷平穩，做到蓄而後發。

回身後繼續左、右行拳，直向前進，行至原來行拳的起點處再做一次炮拳回身動作。

8. 炮拳收勢

在第二次回身後做右炮拳動作，然後收勢。收勢動作及要領同劈拳收勢。

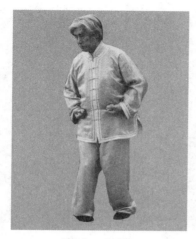

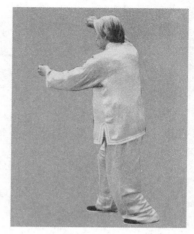

圖 2 - 5 - 6   圖 2 - 5 - 7

第六節　橫　拳

一、橫拳說

　　橫拳其形似彈，古拳譜形容為「一氣之團聚」，取其形圓勁和，上下兼顧之意，按五行說屬土。以五行與五臟的關係，脾屬土；以五行與五官的關係，人中通脾，按我國傳統醫學理論，脾胃為後天之本，脾胃和臟腑滋和，百疾不生，可以後天補先天。

　　橫拳守竅於中脘穴（中丹田），其氣發於脾臟，練橫拳拳順式合，則五行相合，百體舒暢。按五行相生之理，土生金，橫拳能生劈拳；按五行相剋之理，土剋水，橫拳能剋鑽拳；按五行循環之理，木剋土，崩拳能剋橫拳；火生土，炮

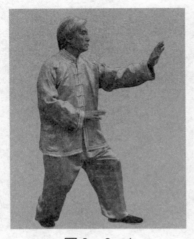
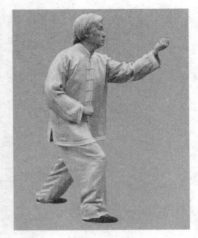

圖 2－6－1　　　　　　　　　圖 2－6－2

拳能生橫拳。所以，橫拳列為五行拳的第五拳。

二、橫拳基本練法及要點

1. 預備勢

橫拳預備勢也就是三體式，按三體式要領做好定勢。

2. 橫拳右墊步（第一式）

在三體式的基礎上（圖 2-6-1），右腳向右側 45°方向邁出一大步，腳尖向前，兩腿成弓箭步，身體稍向右側；同時，右手由掌變拳，握於右胯根部，拳心向下；左手手臂姿勢不變，手掌邊由掌變拳邊由掌心向下轉為拳心向上，拳與口高；身體重心前七後三；目視前方（圖 2-6-2）。

【動作要點】：

①橫拳的步式同炮拳。

②右腳邁進時要含蓄，兩腿不可伸得過直，要保持一定

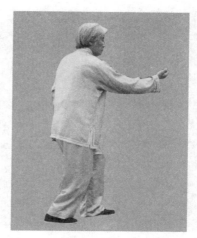

圖 2 – 6 – 3

的彎度。左腿要蹬上勁，不可過空。

③左拳要向前領足勁，左肩要稍向前送出。兩手要協調動作，兩拳之間要形成拉力，不能單打單，單擺浮擱。

3. 右橫拳

收左腳靠近右腳，掂起左腳跟，身體隨之轉向左側45°，然後左腳向左側 45°方向邁出一大步，右腳跟進；同時，左拳向後撤回，右拳向前出，兩拳在中脘前 30 公分處相交，右拳在左拳下翻轉成拳心向上，然後擊出，拳同口高，右肘下垂；左拳同時翻成拳心向下，後撤至左胯根部；身體稍向左側，重心平均於雙足；目視右拳上方（圖 2-6-3）。

【動作要點】：

①收左腳靠近右腳時動作要輕緩，出左腳時要敏捷，右腳跟進要迅速，蹬足勁。

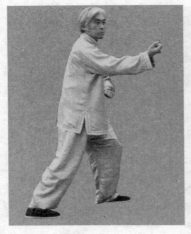
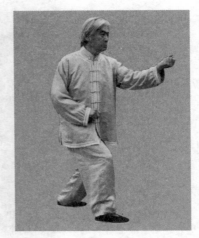

圖2－6－4　　　　　　圖2－6－5

　　②右拳在與左拳相交後要猛然翻轉，使寸勁。出拳不能見橫，要直出直進，右拳要向上、向前領身，右肩要稍向前送出。兩拳要動作協調，同時起落，前後呼應。

　　③兩拳與兩腳動作要配合一致，齊起齊落，力點集中發一處。

　　4.橫拳左墊步

　　兩拳保持不動，左腳腳尖向內折45°，左腳向前墊步，兩腿成弓箭步，身體面向前方，重心前七後三（圖2-6-4）。

　　【動作要點】：

　　同橫拳右墊步，只是左右相反。

　　5.左橫拳

　　左橫拳基本動作及要領與右橫拳相同，只是左右相反（圖2-6-5）。

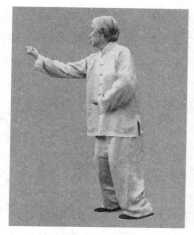

圖 2 - 6 - 6

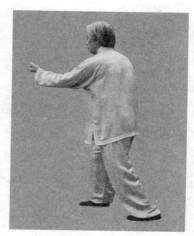

圖 2 - 6 - 7

6. 橫拳右墊步（第二式）

在左橫拳的基礎上，動作及要點與橫拳左墊步相同，只是左右相反。

如此右墊步→右橫拳→左墊步→左橫拳，左右交替行拳，直向前進，次數與距離視體力與場地而定。在右橫拳後回身。

7. 橫拳回身

在右橫拳的基礎上（參照圖 2-6-3），兩拳動作保持不變，左腳回扣到右腳外側，身體隨之從右側向後轉，右腳以腳尖為軸轉 225°，從扭步轉為順步靠近左腳，兩腳成外八字（圖 2-6-6）。之後向右側 45°出右腳，做左橫拳動作（圖 2-6-7）。

【動作要點】：

回身要以右拳領身，迅速敏捷，平穩而含蓄，不可帶慣

性。

回身後繼續左右交替行拳，直向前進，行至原來行拳的起點處，再做一次橫拳回身動作。

8. 橫拳收勢

在第二次回身後做左橫拳動作，然後收勢。收勢動作及要點同劈拳收勢。

第七節　五行拳養生練法

五行拳的每一招每一式都要一步一步地做，中間稍有停頓。而養生練法是中間不停頓，一步緊跟一步，一式緊跟一式地連貫起來行拳，如同行雲流水一樣動作輕盈柔軟，純養而不耗一點氣力。其外形好像快速練習似的，但尤其要用意不用力。這樣堅持練習即可達到健體強身的目的。

第 **3** 章

形意拳五行合一
進退連環拳

進退連環拳融合五行拳法為一爐，一招一式循環連貫，進退自如，行拳作勢靈動勁整，起躦落翻順逆螺旋，以內三合的意氣之功統帥外三合，內勁通達，上下內外統為一體，肢體諸關節如同珠子，內氣如同穿珠的鋼絲，由內及外，連貫統一而自如，故稱「五行合一進退連環拳」。

1. 預備勢

進退連環拳的預備勢是三體式，按三體式的基本動作與要領做好（圖 3-1）。

2. 右崩拳

在三體式的基礎上，先做一個右崩拳動作（圖 3-2）。

3. 退步左崩拳

接著右崩拳再做一個退步左崩拳動作（圖 3-3）。

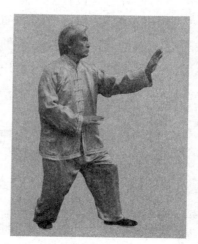

圖 3-1

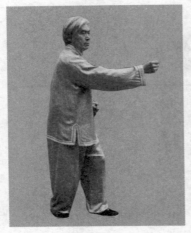

圖 3-2

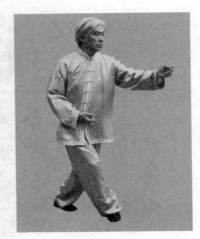

圖 3-3

4.順步右崩拳（黑虎出洞）

身體重心向後移至左腿，右腳稍向左腳靠攏後立即向前邁出一步，雙手做右崩拳動作，形成順步右崩拳（圖3-4）。

【動作要點】：

①退步崩拳完成後要迅速轉入順步右崩拳，動作連貫，沒有停頓。

②右拳從左拳上方擊出。右腳要向前邁出一大步。其他要點參照第二章第三節崩拳動

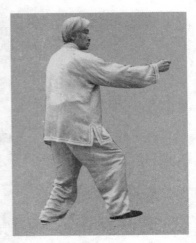

圖 3-4

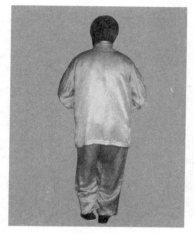

圖 3 - 5

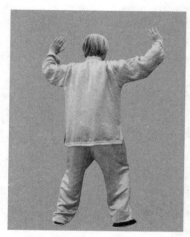

圖 3 - 6

作要點。

5. 白鶴亮翅

右腳向左側轉 45°，身體隨之轉向左側；同時，兩拳向下於腹部交叉會合，左拳在內，右拳在外，拳心向內（圖3-5）。

在下腹部交叉時，收左腳向右腳踝部靠一下後向身體左側橫著邁出一步，兩腳尖向前，兩腿成馬步。在收、出左腳的同時，兩拳交叉著由下腹部抬至前胸後迅速翻轉拳心向外並向兩側分開兩掌（圖3-6）。

隨後左腳以腳尖為軸、腳跟向左轉 90°，收右腳靠近左腳，腳尖點地，與左腳成 45°；同時，身體轉回 90°朝向原來的方向；在收右腳的同時，兩肘下垂，收回兩拳置於下腹部，右拳背擊左掌，拳心、掌心均向上（圖3-7）。

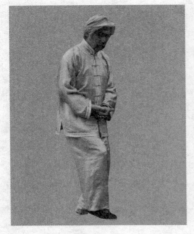 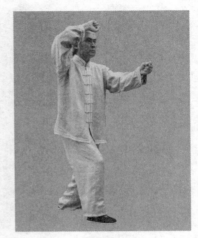

| 圖 3 – 7 | 圖 3 – 8 |

【動作要點】：

①兩拳動作要連貫，如同在胸前各畫了一個圈一樣，動作不能有停頓和分解。

②兩腳動作配合兩拳協調地開合、齊動齊落。

③右拳背擊左掌時，動作要乾脆俐索，發出一聲清脆的聲響。此時身體微弓，頭要稍低，整個式子成含蓄收縮之勢。

6. 右炮拳

向右前方 45°出右腳，做一個右炮拳動作（圖 3-8）。

7. 連環劈拳

（1）掩肘

身體向左轉 90°收右腳靠近左腳，與左腳成內八字；同

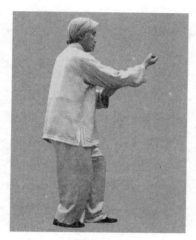

圖 3 – 9

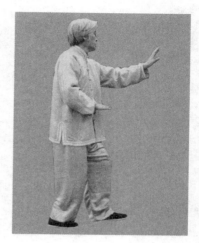

圖 3 – 10

時，收右肘於右胸前，右拳心向著臉部；左拳基本不動，左拳面緊貼右肘窩內側，兩腿彎曲（圖3-9）。

（2）青龍探爪

左拳從右肘窩躦出，邊躦出邊旋轉，由拳變掌，向身體前方探出，掌心向前，左臂彎曲，左掌同肩高；右拳邊旋轉邊撤回，由拳變掌，掌心向下，止於下腹部。在出左掌、收右掌的同時後撤右腳（圖3-10）。隨後兩掌同時向後抓，並收左腳靠近右腳，右腳與左腳成 45°。隨後左拳止於腹部，右拳撤至身體右側後向右兜一個弧形，向前方送出，止於額前 30 公分處，拳心向下（圖3-11）。

【動作要點】：

①掩肘動作，收右肘與收右腳要同時進行。

②青龍探爪動作，出左拳與後撤右腳要同時進行，向後抓雙掌、邊抓邊躦拳與收左腳同時進行。右拳要連貫地後撤

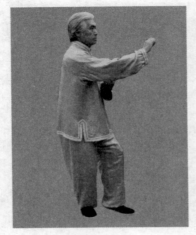
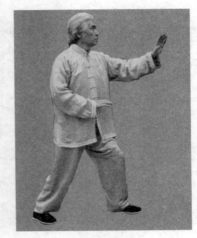

圖 3 – 11　　　　　　　　圖 3 – 12

並向前送出，不能停頓，如同向後畫一個圈。

　　③身體保持微弓、含蓄之勢。重心落於右腳。

　　（3）撥掌（左劈拳）

　　接上式。左掌迅速向身體前方橫出；右拳由拳變掌，撤回至下腹部。同時，左腳向前邁進一大步；右腳迅速跟進（圖3-12）。

　　【動作要點】：

　　①撥掌動作及要點基本同左劈拳動作（參照第二章第二節），只是左掌不是直著走一個上弧形出掌，而是從右掌上方先向右、後向左橫著畫一個弧形止於身體前方，即帶有橫拳的橫勁。

　　②雙腳動作如同劈拳的腳步動作，左腳尖朝向身體前方，右腳向外撇45°跟進，止於左腳後30公分左右處。

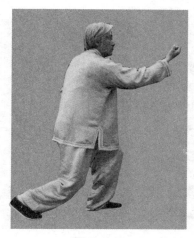

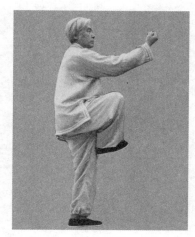

圖 3－13 　　　　　　　　　　圖 3－14

8. 包裹躦拳（橫拳）

　　身體向右轉 45°，左腳腳尖也向右轉 45°，然後左腳向身體前方邁出一大步，右腳跟進，右腳跟提起；在出左腳的同時，雙掌由掌變拳，右拳反轉躦出止於身體前方，拳心向上，拳同口高；左拳隨之收回下腹部，拳心向下；兩腿低姿彎曲，形成扭步躦拳動作（圖 3-13）。

　　【動作要點】：

　　①左腳要向前邁出一大步，身姿要低。

　　②右拳躦出時要如同翻板一樣迅速，並含裹勁和橫勁。

9. 狸貓上樹

　　接上式。左腳稍向前墊一步後提起右腳（圖 3-14），然後向前邁出右腳；同時，雙拳由拳變掌，向前下方劈出左

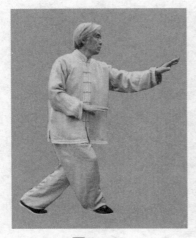
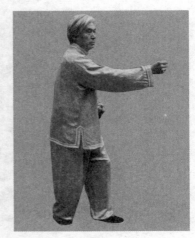

圖 3 – 15 圖 3 – 16

掌，右掌收回至腹部；右腳尖外撇 45°，腳尖正對前方（圖 3-15）。

【動作要點】：

同第二章第三節崩拳回身動作中的狸貓倒上樹動作要點。

10.右崩拳

接上式。右腳稍向前墊一步後，左腳向前邁出一大步，做右崩拳動作（圖 3-16）。

【動作要點】：

參照第二章第三節崩拳。

11.回 身

進退連環拳回身動作如同崩拳回身動作（圖 3-17、圖

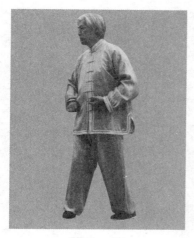

圖 3 – 17

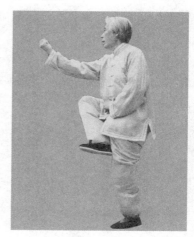

圖 3 – 18

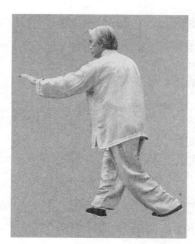

圖 3 – 19

3–18、圖 3–19）。

　　回身之後再按預備勢之後的各動作行拳一遍,即右崩

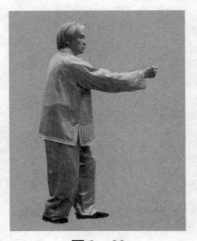
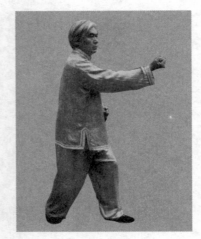

圖 3－20 圖 3－21

拳→退步左崩拳→順步右崩拳→白鶴亮翅→右炮拳→連環劈
拳→包裹躜拳→狸貓上樹→右崩拳→崩拳回身。

12. 右崩拳

在第二次崩拳回身之後，再做一個右崩拳動作，參照第
二章第三節（圖 3-20）。

13. 收 勢

在右崩拳的基礎上做收勢動作，如同崩拳收勢，先做一
個退步左崩拳動作然後收功，對照第二章第三節退步左崩拳
（圖 3-21、圖 3-22、圖 3-23、圖 3-24）。

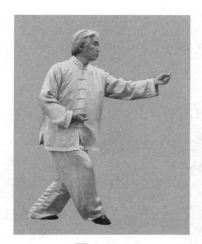

圖 3 – 22

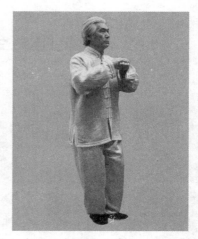

圖 3 – 23

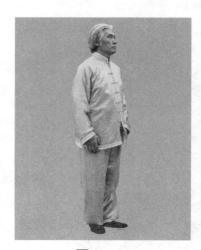

圖 3 – 24

附：李星階先生演練八字功照

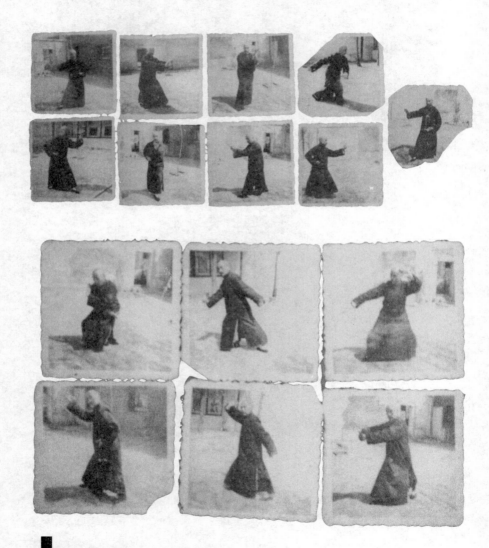

後　記

　　我在家傳之下，本著兼聽則明的宗旨，不斷拜訪有功夫的名師益友，克服了常人難以想像的種種困難，不斷提升技藝水準。近數十年以來，我將體感上明白勁路的功夫應用於武術教學中，觸領學練者的肢體而調理、扶領其通經活絡、內勁通達，使其易於體鬆內靜而窺太極養練之門徑，這猶如車入軌而行，通暢無礙，排除體之內硬力以達「柔」態。並結合太極陰陽、經絡等學說，不斷改進教學方法而創出了形意拳、八卦掌、太極拳諸多短小精幹、省時易習的拳式、套路等，雖姿態各異而內勁一也。

　　自 1953 年以來，我就養成了清晨必到各公園鍛鍊的習慣，並陸續拜訪了京城內外掛牌的授拳（家）社，訪名師以虛心提高拳功，不斷求真！近數年又常拜訪德高望重的八卦大師解佩啟老先生，從中獲益匪淺。其間，也得到老前輩及師兄弟們的厚愛。如因與李星階之孫李長林、李茂林師兄親如一家的祖輩友誼之故，我獲得一些密不外傳的功法。與技藝精深的馬有清老師兄因有良緣，而得知傳於吳圖南老先生絕妙的「糊勁」之勁勢，並見識了精彩絕倫的吳式小架太極拳。

　　十多年前，很幸運的遇到高尚的陳流沙老人家，無私助我出版《關永年太極養生拳》專輯，同時由湖北武校校長李玉英親自執筆助整。另外，近年來在我的武術事業上，老武術家張寶楊以及當代中醫世家胡月仙、陳鳴、王政綱等人給予了熱情幫助。對此，感激之情一直縈繞於心。

在本書的前後出版過程中，曾得到北京大學武術教授李士信、華北電力大學黎麗及我的學生黃殿青、徐曉冬、王寧、關靜麗、關昕、大原和惠、張連智、關靜琴、紅鐘、尹延美、關家青、趙斌、知楠、嚴平、譚小英、學群、馮斌、許文文、建華、黃青等人的大力相助，在此也一併致謝。

關氏瓜爾佳永年
於北京

大展出版社有限公司
品冠文化出版社

圖書目錄

地址：台北市北投區(石牌)
致遠一路二段 12 巷 1 號
郵撥：01669551＜大展＞
19346241＜品冠＞

電話： (02) 28236031
28236033
28233123
傳真： (02) 28272069

·少 年 偵 探· 品冠編號 66

1.	怪盜二十面相	（精）	江戶川亂步著	特價 189 元
2.	少年偵探團	（精）	江戶川亂步著	特價 189 元
3.	妖怪博士	（精）	江戶川亂步著	特價 189 元
4.	大金塊	（精）	江戶川亂步著	特價 230 元
5.	青銅魔人	（精）	江戶川亂步著	特價 230 元
6.	地底魔術王	（精）	江戶川亂步著	特價 230 元
7.	透明怪人	（精）	江戶川亂步著	特價 230 元
8.	怪人四十面相	（精）	江戶川亂步著	特價 230 元
9.	宇宙怪人	（精）	江戶川亂步著	特價 230 元
10.	恐怖的鐵塔王國	（精）	江戶川亂步著	特價 230 元
11.	灰色巨人	（精）	江戶川亂步著	特價 230 元
12.	海底魔術師	（精）	江戶川亂步著	特價 230 元
13.	黃金豹	（精）	江戶川亂步著	特價 230 元
14.	魔法博士	（精）	江戶川亂步著	特價 230 元
15.	馬戲怪人	（精）	江戶川亂步著	特價 230 元
16.	魔人銅鑼	（精）	江戶川亂步著	特價 230 元
17.	魔法人偶	（精）	江戶川亂步著	特價 230 元
18.	奇面城的秘密	（精）	江戶川亂步著	特價 230 元
19.	夜光人	（精）	江戶川亂步著	特價 230 元
20.	塔上的魔術師	（精）	江戶川亂步著	特價 230 元
21.	鐵人Q	（精）	江戶川亂步著	特價 230 元
22.	假面恐怖王	（精）	江戶川亂步著	特價 230 元
23.	電人M	（精）	江戶川亂步著	特價 230 元
24.	二十面相的詛咒	（精）	江戶川亂步著	特價 230 元
25.	飛天二十面相	（精）	江戶川亂步著	特價 230 元
26.	黃金怪獸	（精）	江戶川亂步著	特價 230 元

·生 活 廣 場· 品冠編號 61

1.	366 天誕生星	李芳黛譯	280 元
2.	366 天誕生花與誕生石	李芳黛譯	280 元
3.	科學命相	淺野八郎著	220 元
4.	已知的他界科學	陳蒼杰譯	220 元

·女醫師系列· 品冠編號 62

·傳統民俗療法· 品冠編號 63

·常見病藥膳調養叢書· 品冠編號 631

2. 高血壓四季飲食　　　　　　　　秦玖剛著　200 元
3. 慢性腎炎四季飲食　　　　　　　魏從強著　200 元
4. 高脂血症四季飲食　　　　　　　　薛輝著　200 元
5. 慢性胃炎四季飲食　　　　　　　馬秉祥著　200 元
6. 糖尿病四季飲食　　　　　　　　王耀獻著　200 元
7. 癌症四季飲食　　　　　　　　　　李忠著　200 元
8. 痛風四季飲食　　　　　　　　　魯焰主編　200 元
9. 肝炎四季飲食　　　　　　　　　王虹等著　200 元
10. 肥胖症四季飲食　　　　　　　　李偉等著　200 元
11. 膽囊炎、膽石症四季飲食　　　　謝春娥著　200 元

・彩色圖解保健・ 品冠編號 64

1. 瘦身　　　　　　　　　　　　主婦之友社　300 元
2. 腰痛　　　　　　　　　　　　主婦之友社　300 元
3. 肩膀痠痛　　　　　　　　　　主婦之友社　300 元
4. 腰、膝、腳的疼痛　　　　　　主婦之友社　300 元
5. 壓力、精神疲勞　　　　　　　主婦之友社　300 元
6. 眼睛疲勞、視力減退　　　　　主婦之友社　300 元

・心 想 事 成・ 品冠編號 65

1. 魔法愛情點心　　　　　　　　結城莫拉著　120 元
2. 可愛手工飾品　　　　　　　　結城莫拉著　120 元
3. 可愛打扮 & 髮型　　　　　　結城莫拉著　120 元
4. 撲克牌算命　　　　　　　　　結城莫拉著　120 元

・熱 門 新 知・ 品冠編號 67

1. 圖解基因與 DNA　　　（精）　中原英臣主編　230 元
2. 圖解人體的神奇　　　　（精）　米山公啟主編　230 元
3. 圖解腦與心的構造　　　（精）　永田和哉主編　230 元
4. 圖解科學的神奇　　　　（精）　鳥海光弘主編　230 元
5. 圖解數學的神奇　　　　（精）　柳 谷 晃著　250 元
6. 圖解基因操作　　　　　（精）　海老原充主編　230 元
7. 圖解後基因組　　　　　（精）　才園哲人著　230 元
8. 再生醫療的構造與未來　　　　　才園哲人著　230 元

・武 術 特 輯・ 大展編號 10

1. 陳式太極拳入門　　　　　　　馮志強編著　180 元
2. 武式太極拳　　　　　　　　　郝少如編著　200 元
3. 中國跆拳道實戰 100 例　　　　　岳維傳著　220 元
4. 教門長拳　　　　　　　　　　蕭京凌編著　150 元
5. 跆拳道　　　　　　　　　　　蕭京凌編譯　180 元

52. 三十二式太極劍＋VCD	楊　靜演示	300 元
53. 隨曲就伸 中國太極拳名家對話錄	余功保著	300 元
54. 陳式太極拳五功八法十三勢	鬫桂香著	200 元
55. 六合螳螂拳	劉敬儒等著	280 元
56. 古本新探華佗五禽戲	劉時榮編著	180 元
57. 陳式太極拳養生功＋VCD	陳正雷著	350 元
58. 中國循經太極拳二十四式教程	李兆生著	300 元
59. ＜珍貴本＞太極拳研究	唐豪・顧留馨著	250 元
60. 武當三豐太極拳	劉嗣傳著	300 元
61. 楊式太極拳體用圖解	崔仲三編著	400 元
62. 太極十三刀	張耀忠編著	230 元
63. 和式太極拳譜＋VCD	和有祿編著	450 元
64. 太極內功養生術	關永年著	300 元
65. 養生太極推手	黃康輝編著	280 元
66. 太極推手祕傳	安在峰編著	300 元
67. 楊少侯太極拳用架真詮	李璉編著	280 元
68. 細說陰陽相濟的太極拳	林冠澄著	350 元

・彩色圖解太極武術・ 大展編號 102

1. 太極功夫扇	李德印編著	220 元
2. 武當太極劍	李德印編著	220 元
3. 楊式太極劍	李德印編著	220 元
4. 楊式太極刀	王志遠著	220 元
5. 二十四式太極拳(楊式)＋VCD	李德印編著	350 元
6. 三十二式太極劍(楊式)＋VCD	李德印編著	350 元
7. 四十二式太極劍＋VCD	李德印編著	350 元
8. 四十二式太極拳＋VCD	李德印編著	350 元
9. 16 式太極拳 18 式太極劍＋VCD	崔仲三著	350 元
10. 楊氏 28 式太極拳＋VCD	趙幼斌著	350 元
11. 楊式太極拳 40 式＋VCD	宗維潔編著	350 元
12. 陳式太極拳 56 式＋VCD	黃康輝等著	350 元
13. 吳式太極拳 45 式＋VCD	宗維潔編著	350 元
14. 精簡陳式太極拳 8 式、16 式	黃康輝編著	220 元
15. 精簡吳式太極拳＜36 式拳架・推手＞	柳恩久主編	220 元
16. 夕陽美功夫扇	李德印著	220 元
17. 綜合 48 式太極拳＋VCD	竺玉明編著	350 元
18. 32 式太極拳	宗維潔演示	220 元

・國際武術競賽套路・ 大展編號 103

1. 長拳	李巧玲執筆	220 元
2. 劍術	程慧琨執筆	220 元
3. 刀術	劉同為執筆	220 元
4. 槍術	張躍寧執筆	220 元

5. 棍術	殷玉柱執筆	220 元

·簡化太極拳· 大展編號 104

1. 陳式太極拳十三式	陳正雷編著	200 元
2. 楊式太極拳十三式	楊振鐸編著	200 元
3. 吳式太極拳十三式	李秉慈編著	200 元
4. 武式太極拳十三式	喬松茂編著	200 元
5. 孫式太極拳十三式	孫劍雲編著	200 元
6. 趙堡太極拳十三式	王海洲編著	200 元

·導引養生功· 大展編號 105

1. 疏筋壯骨功＋VCD	張廣德著	350 元
2. 導引保建功＋VCD	張廣德著	350 元
3. 頤身九段錦＋VCD	張廣德著	350 元

·中國當代太極拳名家名著· 大展編號 106

1. 李德印太極拳規範教程	李德印著	550 元
2. 王培生吳式太極拳詮真	王培生著	500 元
3. 喬松茂武式太極拳詮真	喬松茂著	450 元
4. 孫劍雲孫式太極拳詮真	孫劍雲著	350 元
5. 王海洲趙堡太極拳詮真	王海洲著	500 元
6. 鄭琛太極拳道詮真	鄭琛著	450 元

·古代健身功法· 大展編號 107

1. 練功十八法	蕭凌編著	200 元

·名師出高徒· 大展編號 111

1. 武術基本功與基本動作	劉玉萍編著	200 元
2. 長拳入門與精進	吳彬等著	220 元
3. 劍術刀術入門與精進	楊柏龍等著	220 元
4. 棍術、槍術入門與精進	邱丕相編著	220 元
5. 南拳入門與精進	朱瑞琪編著	220 元
6. 散手入門與精進	張山等著	220 元
7. 太極拳入門與精進	李德印編著	280 元
8. 太極推手入門與精進	田金龍編著	220 元

·實用武術技擊· 大展編號 112

1. 實用自衛拳法	溫佐惠著	250 元
2. 搏擊術精選	陳清山等著	220 元

國家圖書館出版品預行編目資料

太極內功養生術／關永年　著
——初版，——臺北市，大展，2005〔民94〕
面；21公分，——（武術特輯；64）
ISBN　957-468-367-2（平裝）

1.氣功　2.太極拳

411.12　　　　　　　　　　　　　　　94001285

北京人民體育出版社授權中文繁體字版

太極內功養生術　　　　ISBN　957-468-367-2

著　　者／關永年

責任編輯／朱曉峰

發 行 人／蔡森明

出 版 者／大展出版社有限公司

社　　址／台北市北投區（石牌）致遠一路2段12巷1號

電　　話／（02）28236031・28236033・28233123

傳　　眞／（02）28272069

郵政劃撥／01669551

網　　址／www.dah-jaan.com.tw

E-mail／service@dah-jaan.com.tw

登 記 證／局版臺業字第2171號

承 印 者／高星印刷品行

裝　　訂／建鑫印刷裝訂有限公司

排 版 者／弘益電腦排版有限公司

初版1刷／2005年（民94年）4月

定　價／300元

●本書若有破損、缺頁敬請寄回本社更換●

推理文學經典巨著，中文版正式授權

名偵探明智小五郎與怪盜的挑戰與鬥智
名偵探柯南、金田一都讚嘆不已

日本推理小說鼻祖──江戶川亂步

1894年10月21日出生於日本三重縣名張〈現在的名張市〉。本名平井太郎。
就讀於早稻田大學時就曾經閱讀許多英、美的推理小說。
畢業之後曾經任職於貿易公司，也曾經擔任舊書商、新聞記者等各種工作。
1923年4月，在『新青年』中發表「二錢銅幣」。
筆名江戶川亂步是根據推理小說的始祖艾德嘉・亞藍波而取的。
後來致力於創作許多推理小說。
1936年配合「少年俱樂部」的要求所寫的『怪盜二十面相』極受人歡迎，
陸續發表『少年偵探團』、『妖怪博士』共26集……等
適合少年、少女閱讀的作品。

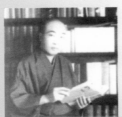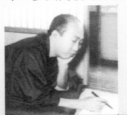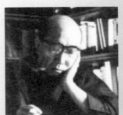

1 ～ 3 集　定價300元　試閱特價189元

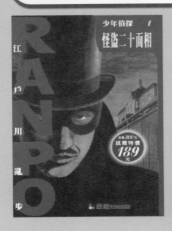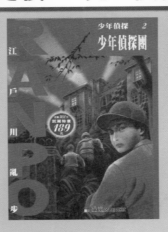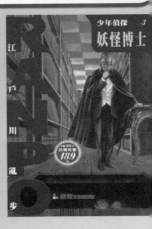

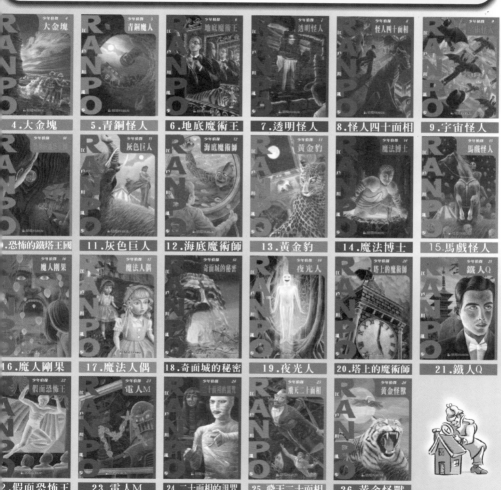